孩子不积食的秘密

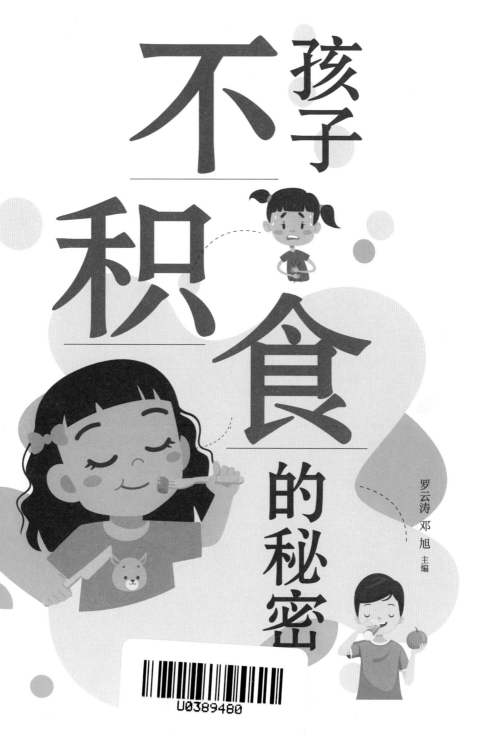

罗云涛 邓 旭 主编

吉林科学技术出版社

图书在版编目（CIP）数据

孩子不积食的秘密 / 罗云涛，邓旭主编. -- 长春：吉林科学技术出版社，2024. 6. -- ISBN 978-7-5744-1499-0

Ⅰ. R256.3
中国国家版本馆CIP数据核字第2024QT7237号

孩子不积食的秘密

HAIZI BU JISHI DE MIMI

主　　编　罗云涛　邓　旭
出 版 人　宛　霞
责任编辑　井兴盼
策划编辑　深圳市弘艺文化运营有限公司
封面设计　深圳市弘艺文化运营有限公司
制　　版　深圳市弘艺文化运营有限公司
幅面尺寸　170 mm×240 mm
开　　本　16
印　　张　12
字　　数　170 千字
页　　数　192 页
印　　数　1—5000 册
版　　次　2024 年 9 月第 1 版
印　　次　2024 年 9 月第 1 次印刷

出　　版　吉林科学技术出版社
发　　行　吉林科学技术出版社
地　　址　长春净月高新区福祉大路 5788 号出版大厦 A 座
邮　　编　130118
发行部传真 / 电话 0431-81629529　81629530　81629231
　　　　　　　　 81629532　81629533　81629534
储运部电话　0431-86059116
编辑部电话　0431-81629380
印　　刷　吉林省创美堂印刷有限公司

书　　号　ISBN 978-7-5744-1499-0
定　　价　49.80 元

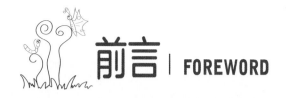

前言 | FOREWORD

积食的主要特征就是没胃口、食物不易被消化、腹部胀满，容易便秘或者腹泻，类似于西医的消化不良。在儿科诊室中，出现积食的孩子逐渐变多，其中有个孩子给我留下了深刻的印象。这个孩子是妈妈带着来看病的，看上去瘦瘦的，脸色发黄，手里一定要零食，吃着零食，才能安静下来。经过了解，这个孩子五岁，备受家人宠爱，偏食严重，很多健康食物都不吃，爱吃爆米花、炸土豆条、炸鸡翅之类的食物，又爱发脾气，稍不顺他意就哭个不停，肚子摸上去鼓鼓胀胀，时不时就说肚子疼。当我告诉孩子妈妈，这个孩子积食了，是营养不良、消化不好引起的。这个妈妈很诧异：现在的孩子又不存在吃不饱的问题，怎么还会营养不良？我相信，现在很多家长也会和这个妈妈一样，有这种想法。

其实，古时候由于生活水平的限制，人们可能会吃不饱，对孩子喂哺不足，使孩子出现营养不良，因脾胃内亏而生积食的问题。现在随着人们生活水平的提高，家长盲目地加强营养，反而加重了孩子脾胃的负荷，伤害了脾胃，使孩子食欲下降，挑食、偏食，从而造成营养缺乏。所以，现在所说的营养不良其实就是营养失衡。"乳贵有时，食贵有节。"孩子绝不是吃得越多越好，营养均衡才是王道。

要知道，孩子积食的症状从来不会单独出现。在孩子身上经常出现的发热、咳嗽、便秘、腹泻、盗汗、呕吐等症状，都可能是积食引起的。家长一定要重视孩子积食的问题。

为此，我们特别策划和编写了本书，结合中医育儿理念，针对家长关心的孩子的积食问题，从根源上剖析积食产生的原因，从脾胃调理、食物选择、穴位养护和生活护理方面给予贴心指导，让家长能有针对性地做到让孩子不积食、胃口好、吃饭香，让孩子体质更好、少生病。在本书中，你可以了解到：孩子积食和脾胃功能息息相关，养好脾胃，能有效缓解积食问题；不同年龄段的孩子预防积食的方法有所不同，不能粗暴对待；选择合适的食物，能有效预防积食；按摩特效穴位，有助于消除积食；适度运动能帮助孩子预防积食，胃口好，吃饭香……

家长只有充分了解孩子积食的原因，才能对症处理。愿每个孩子都不积食，拥有好胃口，健康成长。

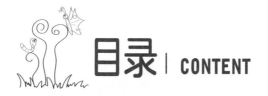

目录 | CONTENT

第一章 关于积食，你了解多少

第二章 养好脾胃，缓解积食助消化

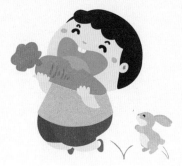

第三章 食物妙用，预防积食

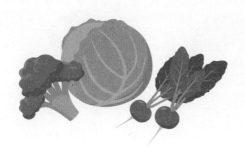

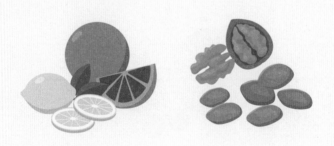

第四章 按摩特效穴位，消除积食

第五章 儿童常见积食问题答疑

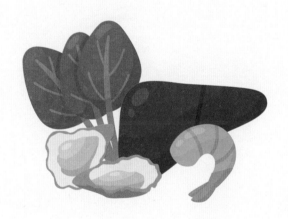

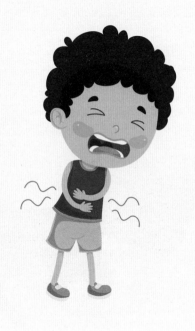

第一章

关于积食，你**了解**多少

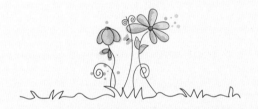

　　很多孩子出现积食，是因为脾胃弱、吃太多无法消化。临床上，孩子生病看似种类各异，但深究多与积食有关，比如发热、反复感冒、便秘、腹泻、盗汗等。家长要明白，孩子出现积食不仅仅是简单的吃多了的问题。如果对孩子积食不闻不问，可能会造成严重后果。

什么是积食

积，就是停滞、滞留。积食是中医的一种说法，是指乳食停聚中焦、积而不化、滞而不通，而导致脾胃受损的一种脾胃病症，临床表现以不思乳食、食而不化、腹部胀满、大便不调为特征，类似于西医的消化不良。积食甚至比感冒还要普遍，很多孩子会出现积食的症状，只是出现的症状轻重不同而已。《景岳全书·小儿则》中指出："盖小儿之病，非外感风寒，则内伤饮食。"这充分表明"积食"在小儿疾病中的地位。

积食主要有两种类型。一种是乳食内积，另一种是脾胃虚弱。

孩子吃多了，乳食内积导致的积食为实证，这类孩子一般身体素质较好。积食的出现与饮食不当关系密切。孩子出现积食时，往往表现为不爱吃饭，口中有酸腐味，腹胀腹痛，又不让碰肚子，有时会呕吐，吐出的都是未消化的食物；有时会发热，大便酸臭，便秘，尿少，尿黄，舌红，舌苔腻。乳食内积的孩子在饮食上要注重消食导滞、和中健脾。

而脾胃虚弱的孩子一般比较瘦弱，面色发黄，精神状态也不好；经常感到很累，乏力，晚上也睡不踏实；舌苔白腻，小肚子经常胀胀的，喜欢趴着；大便比较稀，夹杂着未消化的食物。脾胃虚弱的孩子在饮食上要注重健脾益气、消食导滞。

孩子出现的无论是哪种类型的积食，都与家长喂养不当有很大关系。现在人们的生活水平提高了，物质极为丰富，家长都怕孩子缺营养，孩子吃东西的时候少吃一口都不行，这样很容易让孩子吃多，超出脾胃消化的能力。食物无法消化，就会停聚在中脘，造成积食。

怎么判断孩子积食了

虽然对于很多孩子和家长而言，积食并不陌生，但依然有很多家长不能及早发现孩子已经出现的积食症状。家长不妨参照以下6个步骤快速判断孩子是否积食。

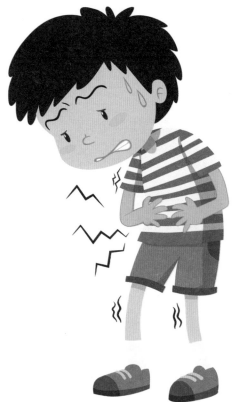

步骤 1 闻口气

　　如果孩子的嘴里有酸腐味，则表明孩子肠胃中的食物没有消化，可能会出现积食。酸腐味严重的孩子还会出现呕吐。

步骤 2 看嘴唇

食物在胃中积存，会积滞化热，表现在嘴唇上，就是使唇色变得很红。此外，孩子的手心、脚心也会发热，甚至会出现体温升高的状况。

步骤 3 看舌苔

孩子的整个舌苔变厚，或者孩子的舌苔变得比平时白、厚，舌头中间出现一个硬币似的圆圈。

步骤 4 看食欲

孩子食欲变差，没胃口，即使进食也会不消化。家长摸孩子的肚子时会有满、胀的感觉，年龄大一些的孩子会说肚子胀或肚子痛。

步骤 5 查大便

孩子大便次数增多或者减少，呈粘连状，且夹杂着未消化掉的食物，味道像臭鸡蛋。

步骤 6 看睡眠

胃不和则卧不安。如果孩子睡觉的时候翻来覆去，睡不踏实，出汗较多，出现哭闹或者牙齿紧紧地咬着的情况，很可能是积食了。

除了以上症状以外，孩子积食时还可能会有恶心、大便结块、小便短黄等表现。家长要提前了解积食时容易出现的症状，及时发现孩子的异样，早发现、早治疗。

哪些孩子更容易积食？

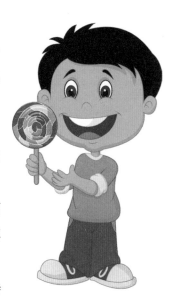

● 脾胃虚弱的孩子：看着弱不禁风，小脸黄黄的，特别没精神，什么都不爱吃，也懒得动，喜欢趴着睡觉；大便一般比较稀，夹着未消化掉的食物；舌苔白腻。

● 过度进食的孩子：食欲强而且没有自控能力。

● 经常被强迫进食的孩子：不想吃东西或者已经吃饱的情况下，还被家长强迫"再吃一些"。

● 口味比较重的孩子：经常一次性吃特别多喜欢吃的食物。

● 边吃饭边看电视或者边吃饭边玩的孩子：在看电视或玩闹中进食容易吃得过多，也容易积食。

● 习惯吃饱饭就睡觉的孩子：如果经常在睡觉之前吃过多的食物，也比较容易导致积食。这是因为在睡眠的过程中肠胃的消化功能会减弱，肠胃蠕动的速度会减慢。

● 零食不离手的孩子：一些家长喜欢用零食哄孩子，导致孩子正餐不能好好吃，时间久了容易积食。

积食的危害及应对方法

发热

因为孩子积食很常见，所以很多家长会认为积食是小问题。其实如果积食不能及时消除，很可能引起高热、咽喉肿痛等症状。

有时候家长会奇怪孩子没有打喷嚏、流鼻涕等症状，就无缘无故地发热了。其实没有明显外感致病因素的孩子发热，多半属于内伤发热，同时还可能伴有咽喉肿痛等症状。引起内伤发热的原因总结起来无非就是饮食积滞、情志不遂、肝气郁结等，其中饮食积滞是孩子内伤发热的主要原因。

中医认为，胃主收纳、脾主运化。孩子进食过量，就会导致脾来不及将胃中的食物运化吸收、排出，使食物残留在胃肠道内，积滞时间长了就会化热，热蒸于内，孩子就会出现发热的症状。

此外，胃肠道堆积的食物加重了消化负担，导致脾胃受损、功能失调。而脾胃功能的强弱决定肺的津气盛衰、肺功能的强弱。脾胃受损、功能失调的孩子不能很好地消化、吸收吃进去的食物，就形成不了强大的肺气，抵御不了外邪，也就容易得呼吸系统疾病了。

体温 38.5℃以下，先物理降温

发热是人体的自我保护机制之一，对于大多数3个月以上的孩子而言，发热本身并不危险。不过，如果不能明确引起孩子发热的原因，须及时就医，以免延误治疗时机。在明确孩子发热原因的情况下，家长需要做的是定时测

量并详细记录孩子的体温，同时细心观察孩子的身体反应，做好退热护理。如果孩子腋下的温度在38.5℃以下，精神状态良好，进食、活动也没有受到很大的影响，就没有必要使用药物退热，家长可以先为孩子进行物理降温。温水擦浴、温湿敷是常用的物理降温方法。

温水擦浴

温水擦浴是利用温水接触皮肤，通过蒸发、传导作用增加机体散热，达到降温目的的一种物理退热方式。在给孩子擦浴前，家长要做好以下准备工作：将室温调至26℃；准备一盆32～34℃的温水；将冰袋或凉毛巾置于孩子的头部，以协助降温；将热水袋置于孩子的足底，以防擦浴伊始孩子表皮血管收缩引起头部充血。做好上述准备工作后，家长解开孩子的衣物，将小毛巾浸湿后拧至半干，缠于手上，沿离心方向分别擦拭孩子的上肢、下肢、背部。每侧肢体或背部的擦浴时间为3分钟，全过程不超过20分钟。擦拭过程中，禁止擦拭孩子的胸前区、腹部、后颈、足心。擦拭完成后，用浴巾擦干孩子的皮肤，撤去热水袋，协助孩子取舒适体位。半小时后，为孩子复测体温，查看降温效果。擦拭过程中，如果孩子出现寒战、面色苍白等情况，温水擦浴应立即停止。

温湿敷

温湿敷指的是将温热毛巾敷于身体部分部位（通常是额头），让皮肤血管扩张，促使体内热量散出的一种物理退热方式。具体操作方法：准

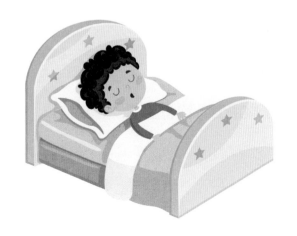

备好一盆30℃左右的温水，将毛巾打湿，拧至半干后叠好，放在孩子的额头上，隔10～15分钟换一次毛巾。

不要用酒精给孩子擦浴

酒精在挥发过程中会带走皮肤表面的热量，会使皮肤收缩，也会使人出现寒战反应，不利于体内热量的散发。而且，孩子的皮肤很娇嫩，而酒精刺激可能会造成皮肤过敏，甚至引起酒精中毒。

体温38.5℃以上，需用退热药或就医

如果经过物理降温，孩子的体温仍然无法降低，则需要使用退热药。退热药的选择和具体用量应在医师的指导下进行，家长切不可自行用药。

退热药起效一般需要0.5～2小时。孩子服药后，家长要注意观察孩子的体温和表现，不要急着加药或换药，以免引起药物过量。很多人为了快速降温，不到间隔时间就又服同种药，或者同时服用其他的退热药，这样做容易造成退热药蓄积，损伤肝肾。这种做法让强壮的成人都吃不消，更不可用在孩子身上。

当体温降到38.5℃以下时，人体的免疫保护机制会得到恢复。此时可以停药，通过物理降温措施调节体温，以减少药物对孩子身体的损伤。

如果用药3次仍无效，请再次就医，以免延误治疗时机。

孩子发热时，饮食宜清淡、易消化

孩子发热时的饮食应以流质为主，如奶类、米糊、少油的荤汤等。当孩子的体温下降，食欲好转时，可改为半流质饮食，如蛋花粥、肉末菜粥、面条、馒头，并配一些易消化的菜肴，如清蒸鱼等。简言之，此时的饮食以清

淡、易消化为原则，少量多餐。此外，孩子发热的时候，需要少量多次地给孩子补充温开水或者清凉的饮料，以帮助孩子减轻发热的症状。

坚持流质或半流质饮食

如牛奶、豆浆、粥、汤、汤面等食物，可每隔2~3小时给孩子食用。

多吃富含维生素并有利于降热的蔬菜水果

如白菜、西红柿、萝卜、绿豆（不服用退热药时）、茄子、黄瓜、冬瓜、藕等。

适量吃有利于治疗发热的鱼类

如乌鱼、鲤鱼等。这些食物，可以通过适当的烹饪方法，做给孩子吃。

忌吃海鲜和过咸或油腻的菜肴

这类食物可能会引起过敏或刺激呼吸道，加重孩子发热症状。

注意水分的补充

孩子发热时，由于体温偏高，再加上出汗增多，体内往往会流失很多水分。多喝水，可以有效补充体内流失的水分，生成的尿液和汗液也可以带走大量的热，帮助孩子降温。给孩子喂水应少量多次，即经常性地让孩子喝一定量的水，而不是一次性让孩子喝大量的水。孩子的饮水应以白开水为主，且应根据孩子的体重进行补水。一般来说，不超过孩子体重的15%就可以了。

不强迫孩子进食

有些家长因为认为发热消耗营养和体力，所以即使孩子胃口不好，也会想方设法让孩子进食，有的还拼命给孩子吃高营养的食物。其实，这种做法只会适得其反，不仅不能增强孩子的抵抗力，还可能引起呕吐、腹泻等，使病情加重。

腹泻

积食引起的腹泻，表现为大便中有未消化的食物颗粒，不伴发热，偶有呕吐。很多家长看到孩子腹泻、身体虚弱，出于担心就会采取给孩子止泻的措施。其实，腹泻是肠道排泄废物的一种保护性反应，孩子通过腹泻可以排出病原体等有害物质。所以，腹泻并不一定就是坏事。

治疗腹泻的重点是找到引起腹泻的原因再对症下药，并不是单纯止泻，否则容易导致病原体、毒素、代谢物等滞留于肠内。例如，孩子患有细菌性肠炎时，肠道内致病细菌会造成肠黏膜损伤，引起脓血便，此时盲目止泻，会让肠道内大量细菌和毒素留在体内，有可能引起毒血症或败血症等病症。因此，家长在不知道病因的情况下，不要盲目止泻。

注意孩子的便后清洁

孩子皮肤娇嫩，而腹泻时的大便不同于正常大便，酸性比较强，且大便次数多，如果不及时清洁孩子的皮肤，大便就会粘在孩子的肛门周围、外阴及臀部，易引起不同程度的红肿，甚至糜烂。因此孩子每次大便后，家长都要把孩子的肛门周围、外阴及臀部冲洗干净，并用洁净干燥的软毛巾吸干水分，再涂上凡士林或其他润肤露。对于年龄较小的孩子，家长需要为其换上洁净、柔软的尿布，这样可以有效防止发生臀红及泌尿系统感染。如果已经形成红屁股，可涂抹鱼肝油。

认真观察孩子的病情变化

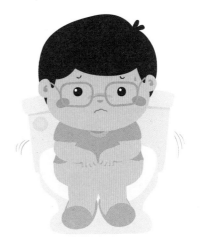

家长在做好以上护理的同时，要细心观察孩子的病情变化，尤其是孩子腹泻及呕吐的次数；孩子大便的性状，如大便颜色、有无黏液等；孩子的精神状态，如是否烦躁、嗜睡等；孩子小便的频率及多少；有无口干、口渴等脱水现象。

需要特别提醒家长的是，如果发现孩子有病情加重的现象，或者孩子大便量多且呈水样便，甚至用肉眼就可以看见大便中的黏液或血丝，应立即送医，以免孩子病情加重，耽误治疗。

注意补水，谨防脱水

一般来说腹泻不是严重的病症，但孩子在呕吐和腹泻的过程中，因其消化系统发育不成熟、身体防御功能较差等，比成人更容易发生脱水，如果脱水现象严重，还有可能造成大脑损伤。因此，孩子腹泻后，家长务必给孩子补充足够的水分。

家长可以自制补液水，即500毫升白开水中加入1.75克细盐、10克白糖，搅拌均匀。补液宜及早进行，家长应在孩子开始腹泻时就为其补充自制补液水。患儿出现精神差，皮肤干燥，眼窝、前囟门稍有凹陷，哭时有泪，口腔黏膜稍干燥、尿量稍减少等现象，就说明孩子已经轻度脱水，家长更要坚持给孩子服用自制补液水，以缓解脱水症状。

腹胀、腹痛

如果孩子出现积食，食物在肠道里停留的时间过长，发酵产生气体，就会导致孩子出现腹胀、腹痛的现象，还可能伴有恶心、呕吐等。

此时，家长可以给孩子稍做按摩，以肚脐为中心，沿顺时针方向，每天按摩2～3次，每次5～10分钟，能够促进排气、减轻腹胀。家长还可以给孩子吃一些益生菌来调节肠道菌群。如果孩子腹胀明显、腹痛加重，则需要及时就诊。

厌食

厌食属于儿科常见病，是一种饮食行为异常，指孩子在较长时期内食欲减退或完全无食欲。厌食的发生无明显的季节性。长期厌食会影响孩子的生长发育和智力发展。一般情况下，厌食的孩子除食欲缺乏外，还可能伴有嗳气、恶心、腹胀、腹痛等，严重的还会出现营养不良、贫血、佝偻病及免疫力低下，少数孩子也会表现出精神状态欠佳、烦躁等症状。

导致孩子厌食的因素很多。医生遇到

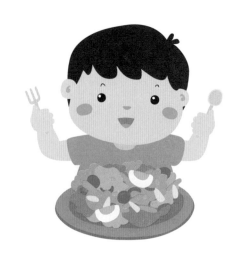

患有厌食的孩子，会仔细询问病史，做好体格检查及必要化验，也会特别留意孩子的饮食习惯和生活情况、家庭环境等，因为一些家境较好或者缺少育儿经验的家长误认为给孩子多吃高蛋白、高能量的食物就是增加营养，殊不知长期过量喂养，会影响孩子的消化功能，从而导致其厌食。

孩子的日常护理要点

创造愉快的进餐氛围

如果孩子还处在吃奶的阶段，那么家长喂奶的时候要尽量选择环境安静的地方，同时不要让其他人或者孩子喜欢的玩具出现在孩子的视线范围内，这样可以防止孩子注意力不集中。如果孩子已经不需要吃奶或者可以独立吃饭，家长要给孩子安排一个固定的地方吃饭，并陪孩子愉快地吃饭，让孩子养成爱吃饭、乐于吃饭的好习惯。

注意孩子的情绪变化

家长不要在吃饭时训斥、呵责孩子，也不要在吃饭时聊一些不开心的事情，以免影响孩子的食欲，从而导致孩子厌食。

增加孩子的运动量

增加孩子的运动量可以改善小儿厌食。对于还不会走路的孩子，家长可以帮助他们做一些翻身运动、爬行运动；对于已经会走路的孩子，家长可以带着他们进行户外活动，多让孩子呼吸新鲜空气、晒太阳、增加活动量，以增进食欲，提高消化能力和防御疾病的能力。

孩子的饮食护理要点

合理喂养

6月龄以内的孩子尽量纯母乳喂养，因为纯母乳喂养的孩子很少有厌食的症状。随着孩子的成长，家长要按顺序合理添加辅食，不要操之过急。

多种食物搭配

家长要遵循营养均衡的膳食原则，采用荤素搭配、米面搭配、颜色搭配的饮食结构，口味常变，以增强新鲜感，刺激孩子的食欲。

控制零食

孩子的日常饮食要有所节制，家长不要让孩子养成吃零食的习惯，饭前，更不能让孩子吃糖果、巧克力、糕饼等，以免影响孩子的食欲。

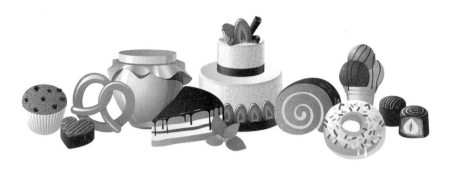

不强迫进食

孩子也有饮食偏好，家长不要强迫孩子进食其强烈抵触的食物，否则会加剧孩子的逆反心理。家长在做饭前，询问孩子的吃饭意愿，让孩子产生参与感，可引起其吃饭的兴趣。

对症食疗

家长可以给孩子适当吃一些健脾养胃的食物，如山楂、鸡内金、山药、萝卜等，既能促进消化，又能强健孩子的脾胃，增强食欲。

严格监管孩子食用孩子不宜多吃的食物

少食含糖量高的零食，如糖果、饮料等；少食油炸、烧烤和肥腻的食物，如炸鸡、肥肉等；慎食滋补类食品和药物，如人参等；禁食辛辣刺激性食物，如辣椒、麻椒、浓茶等。

便秘

饮食结构不合理或者积食都可引起孩子便秘。孩子便秘时，排出的大便又干又硬，会刺激肛门，让孩子感到疼痛，使孩子害怕排便，而害怕排便又会使肠道内的粪便更加干燥，排出更难，形成恶性循环。家长要注意观察孩子的排便情况，若发现孩子便秘，要及早调理。

正确辨别便秘

对于孩子来说，大便的形状比排出次数更重要。如果孩子连续几天没有排便，但排出的大便仍然成形，不干不硬、颜色正常，孩子也不感到排便困难，并且精神状态、食欲均良好，家长就不需要过于担心。如果孩子排便间隔周期比较久，排出的大便又干又硬，并且孩子感到排便费劲，那就是便秘了。如果孩子天天排便，可是大便是干硬的球状，而且排出时很困难，那也是便秘。因此，便秘不是以排便间隔时间为判断标准的，而是以大便干结、排便费劲为依据。至于具体要怎么判断便秘，家长可以通过下面的信息来了解。

观察重点	便秘征兆
排便频率	孩子排便的次数明显比平时少
腹胀	孩子的肚子胀起并可摸到硬块，有时会感觉肚子疼
动作表现	孩子抗拒去厕所，出现夹脚、坐卧不安、抓屁股或类似动作时却没排便
食欲	孩子吃得比原来少，没胃口，甚至呕吐
体重情况	孩子体重降低或在一段时间内不增加
大便性状	孩子排出的大便干燥、坚硬，像羊粪
排便费力	孩子排便特别用力，小脸憋得通红，并感觉疼痛

保证孩子每日充足饮水

孩子饮水不足易造成身体缺水，大便中的水分就会被大肠吸收，使大便变得干燥，造成孩子便秘。要想预防和调理孩子便秘，家长必须保证孩子每日充足饮水。

尽量给孩子喝白开水

白开水是适合人体的饮用水，能及时清除人体在代谢过程中产生的废物，提高人体的耐受能力和抗病能力。有的孩子不爱喝白开水，家长就用果汁代替，这种做法是不可取的。虽然适当饮用果汁对孩子的身体健康有好

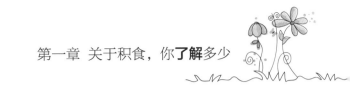

处，但不能多喝，更不能当水喝。喝太多果汁容易造成孩子食欲缺乏，食物摄入量少，食物残渣就会减少，就不能够刺激肠道蠕动。

给孩子喝足量的白开水

孩子新陈代谢特别旺盛，需水量比成人多。孩子出汗多的时候，家长可以给孩子多喝些水。但水也不是喝得越多越好，喝进去的水量超过孩子身体的需水量，只会加重脾肺的负担，使孩子脾肺功能受影响，无助于改善便秘。

让孩子按时喝水

喝水也要有个大致的时间，应避免要么一天不喝，要么一次喝很多的情况，也不要让孩子等到口渴再喝。日常生活中最好让孩子每两个小时就喝100~200毫升的水。

让孩子养成良好的排便习惯

孩子1岁半以后，家长要逐渐培养孩子定时排便的良好习惯：可以让孩子在三餐结束或者喝奶后的5~10分钟坐一下马桶，试着排便；要注意室内温度及便盆的舒适度，以免孩子对便盆产生抗拒心理；确保孩子正确地坐在马桶上，利于大便排出。开始时，家长可以陪伴孩子排便，适时给予指导、鼓励，帮助孩子养成良好的排便习惯。

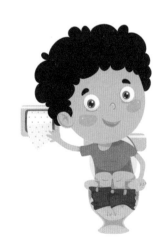

让孩子养成良好的作息习惯

如果孩子的生活没有规律，中午不睡觉，晚上十一二点还在玩耍，长期如此，会引起阴虚阳亢，伤害脾胃，进而导致或加重便秘。所以，家长要让孩子养成良好的作息习惯。家长可以和孩子一起制订一个合理的作息计划，平时遵照执行，让孩子慢慢养成规律的作息。同时，家长也要以身作则。

增加孩子的活动量

孩子便秘以后，家长应适当增加孩子的活动量。活动量大，体能消耗增多，肠胃蠕动加快，排便情况也会得到相应的改善。如果孩子还小，不能独立爬行、行走，家长要多抱抱他，并适当辅助他做一些手脚伸展、侧翻、滚动的动作，以此增加孩子的活动量。孩子会走会跑了以后，家长可以在天气好的时候引导孩子多进行户外活动，如去公园散步、跑步、打球等，加速肠胃对食物的消化、吸收。

慎用开塞露

孩子便秘时，家长不要一开始就急着给孩子用开塞露。抹开塞露让孩子通便不能解决根本问题，而且容易让孩子产生依赖性，害怕排便产生的疼痛，不抹开塞露就不排便，有了便意也憋着，导致粪便在肠道里存留过久，水分被吸收，变得更加干硬，使排便更加困难，最终形成恶性循环。

饮食不要过精过细

随着生活水平的提高，人们在日常生活中吃的鸡、鸭、鱼、肉等荤食越来越多，吃的谷类食物越来越少。许多家长给孩子吃的食物更是精细，连每天的主食都是精加工的谷物。

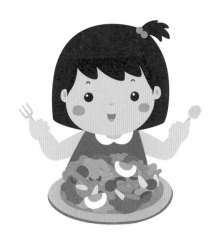

由于饮食过于精细少渣，膳食纤维的摄入量减少，没有足够的食物残渣来刺激肠道蠕动，造成肠道蠕动缓慢，就很容易使孩子出现便秘。因此，不管是从便秘的预防还是从便秘的调理的角度来说，孩子的饮食都不要过于精细。家长要给孩子吃些玉米、小米、紫米、燕麦等谷物和黄豆、绿豆等豆类；在煮米饭的时候，可以增加一些土豆、红薯、山药等薯类。这类粗粮、杂粮残渣多，可以增加对肠道的刺激，加速大便排出。

当然，粗粮和杂粮也不是吃得越多越好。由于粗粮和杂粮中含有丰富的膳食纤维，而孩子肠胃功能比较弱，食用过多粗粮和杂粮容易导致胃胀、胃酸，也容易造成营养吸收不平衡。一般来说，每天给孩子食用的粗粮不宜超过100克，还要讲究粗细搭配。例如，做馒头时在面粉中加入玉米粉或黄豆粉，将煮熟的燕麦片和牛奶、葡萄干、苹果丁等做成水果燕麦羹。这样既能保证膳食纤维的摄入，又能激发孩子的食欲。

睡觉半睁眼、流口水

积食会导致孩子的睡眠质量下降，使其无法安稳入睡，而且容易半夜醒来，长期如此，势必影响孩子的正常发育，降低孩子的抵抗力。家长平时需要注意孩子的睡眠状态，若发现异常，就需要通过合理的方式进行调整。

很多家长会观察到，孩子睡觉时眼睛总是半睁着，并露出一条缝。中医将这种情况称为"睡卧露睛"，认为与孩子脾胃功能失调关系密切。因为人的下眼皮由脾主管，当脾气不足或者脾胃功能失调时，就会出现睡觉半睁眼的现象。此外，如果孩子2岁之后还在不停地流口水，家长就要注意了，这可能是孩子脾胃不和的表现。

中医认为"脾在液为涎"，涎就是口水。一般来说，孩子脾胃功能失调，水液不化终而上逆，而且脾胃蓄冷或者脾胃湿热，也会导致津液不收。孩子口中唾液分泌较多，自然就会产生流口水的现象。不管是以上哪种现象，家长都不能掉以轻心，要及时帮孩子调和脾胃，将潜在的健康问题尽快解决。脾胃好，孩子才能身体好。

孩子睡觉流口水时，家长要帮助其清洁口腔，加强嘴唇附近皮肤的护理，可以给孩子清洗局部皮肤，然后涂护肤霜。此外，给孩子适当补充锌及复合维生素，能够缓解流口水的情况，必要时需要去医院接受治疗。

口疮

口疮，即口腔溃疡，通常表现为齿龈、舌体、两颊、上颚等处出现黄白色溃疡。孩子会流口水，感到疼痛，还可能发热。过食油腻或者煎烤、油炸食物，积于脾胃，食积蕴热，会导致孩子内火偏盛，邪热积于心脾，循经上炎，发为口疮。

家长一定要仔细地观察孩子的口腔，找到溃疡的具体位置。如果溃疡在孩子的口腔两侧，或者在与牙齿对应的口腔内壁，家长需要进一步查明，孩子在患处附近的牙齿是否有尖锐、不平滑的缺口。如果有，家长就要将孩子带到医院处理；如果没有，家长就可以自己在家护理了。

在孩子养病时，家长要多关心孩子，并且多做些能转移他注意力的行为，如带他做游戏、陪他看电视等，尽量让孩子不去关注疼痛的地方。

家长要为孩子选择口味清淡、无刺激性的流食或半流食，避免孩子进食疼痛。宜选择富含优质蛋白质和B族维生素、维生素C的食物，如动物肝脏、瘦肉、鱼类、鸡蛋、西瓜、香蕉、芹菜、南瓜、西红柿。可将食物烹熟后用搅拌机打碎成流质再给孩子吃。禁止孩子食用坚硬、不易咀嚼吞咽的食物，如锅巴、果仁等；辛辣刺激性食物，如辣椒、生葱等；燥热食物，如羊肉、榴莲、桂圆等。

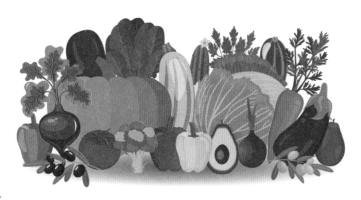

盗汗

积食引起盗汗，与孩子的生理特点有关。孩子的脏腑娇嫩，形气未充，五脏六腑，成而未全，全而未壮。脾胃为后天之本，主运化水谷和输布精微，为气血生化之源。孩子生长发育迅速，对水谷精微的需求更加迫切，但孩子的脾胃功能不够完善，易为饮食所伤。有的家长爱子心切，一味让孩子吃多、吃好，片面追求高营养食品，每餐以高蛋白、高能量食物喂养孩子；有的家长过于宠爱孩子，任其进食生冷、甜腻、油炸等不利于消化的食物，超过了脾胃的消化吸收及转运功能。日久食积于内，郁而化热，积热蒸腾于外而出现盗汗。

积食所致盗汗的孩子，其舌苔特别厚且白腻或污浊不化，口气臭秽。这些孩子的大便往往夹有未消化的食物，或大便不成形，气味酸臭。这些孩子还常常出现腹部胀满不适、偏食讷呆、面色不华、夜卧辗转不安、磨牙等情况。

日常护理要点

衣被不宜过厚

给孩子穿盖得过多，易导致孩子大量出汗，不利于增强其抵抗力。因此，家长不要盲目给孩子多穿多盖，给孩子的衣被也宜选择透气性、吸水性好的棉质材料。

异常多汗及时就诊

孩子如果在安静状态下经常出汗，或者有其他并发症状，则有可能是疾病导致的多汗，应及时去医院就诊，以查明病因，接受针对性治疗。

及时清洁身体

过多的汗液积聚，容易导致孩子出现皮肤感染甚至引发皮肤溃烂。家长应该给多汗的孩子勤擦浴或洗澡，及时更换衣物，保持皮肤洁净。家长也要勤换孩子的衣被，并随时用软布为其擦身，或外用扑粉，以保持其皮肤干燥。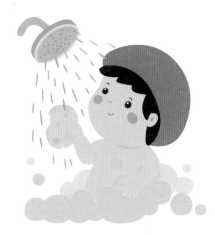

孩子身上有汗时，应避免直接吹风，以免受凉感冒。

多汗易造成阴津亏损，阳气受伤，因此家长要让孩子多饮水，饮食要忌辛散、攻伐之品，以防正气受伤，汗出更甚。

按摩

家长可以帮孩子按摩耳穴缓解盗汗。耳穴选肺、脾、皮质下穴，按摩至出现热胀感而止，每穴60下，10天为一个疗程。

饮食护理要点

中医认为，小儿多汗是由于阴阳失调、腠理不固而导致汗液外泄失常，属于阴虚的症状。家长应多给孩子食用一些补阴的食物以养阴生津，如小米、牛奶、鸡蛋、瘦肉、鱼肉等，也应让孩子多吃水果、蔬菜，特别是要多吃苹果、甘蔗、香蕉、葡萄、山楂、西瓜等含维生素多的果类。

出汗严重的孩子，由于体内水分流失过多，容易出现脱水。家长应多给孩子喝一些温的淡盐水，以补充流失的水分，并维持体内电解质平衡。

孩子可多吃一些具有健脾作用的食物，如粳米、薏米、山药、扁豆、莲子、大枣等，这些食物既能健脾益气，又能和胃。

辛辣刺激性的食物容易对消化系统产生不良刺激，且容易上火，对阴虚多汗的孩子不利；煎、炸、烤制的不易消化的食物也不宜给孩子食用。

呕吐

给孩子喂食过多，或者让孩子进食过量生冷、油腻及不洁食物等，都有可能引起孩子呕吐。孩子感染消化道疾病如肠炎、胃炎时，会因消化道内的局部刺激而出现反射性呕吐，还可能会同时出现腹痛、恶心等症状。孩子在呕吐前常常会出现面色苍白、上腹部不适、厌食等症状。

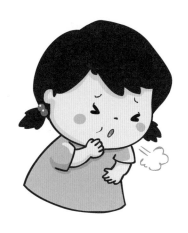

孩子呕吐时的护理要点

尽量卧床休息

不要频繁变动体位甚至剧烈活动，否则很容易再次发生呕吐。发生呕吐时要让孩子坐起来，把头转向一边，以免呕吐物呛入气管。

不能大量饮水

孩子呕吐后可以用少量清水漱口。如果孩子强烈要求喝水，家长可以让其少量多次地饮水。

忌乱用止吐药

引起孩子呕吐的因素很多，治疗孩子呕吐的药物也很多，但每类药物针对的病因不同，所以家长不要乱给孩子服用止吐药。

孩子呕吐时的饮食注意事项

孩子呕吐期间，肠胃功能受损，难以消化食物。如果孩子不想吃东西，家长要尊重孩子的感受，让孩子的肠胃稍稍休息；如果孩子想吃东西，家长也要根据孩子的身体状况，将以下食物选择性地做给孩子吃。

面糊或烂粥

孩子在呕吐后3～4小时内可能会肚子饿，这时家长最好给他喂食面糊或烂粥。孩子呕吐期间的饮食应从流食、半流食开始，如米粥、汤面，逐渐过渡到普通饮食。

消食化滞、养阴生津的食物

如山楂、小米、大豆、豇豆等。

富含蛋白质的食物

如牛奶、鸡蛋、瘦肉和鱼肉等。

富含各种维生素的水果蔬菜

如苹果、甘蔗、香蕉、葡萄、乌梅、西瓜等。

不宜吃的食物

需要家长尤其是爱子心切的家长注意的是，不管孩子此时如何表达想吃生冷、油腻、黏性强以及煎、炸、烤、熏等食物，家长都不能因为心软而答应孩子的要求。

消瘦或肥胖

不消化性的积食大多数是由肠胃的消化、吸收功能障碍而引起的，会导致孩子消瘦或者肥胖。肠胃系统不能吸收营养物质，就无法满足孩子的日常所需。长此以往，孩子就会消瘦，同时伴有身体乏力、食欲减退等表现。食物在消化系统中长时间滞留，可能会导致孩子的胃逐渐变大，腹部的赘肉也会逐渐增多，让孩子看起来虚胖。

对于出现不消化性积食的孩子，家长应当让孩子保持饮食清淡、适当运动，对腹部进行按摩，以促进食物排空，增强体质。

不同年龄段的孩子如何预防积食

不可过度喂养0～6月龄的孩子

0～6月龄的孩子还在吃母乳的阶段，积食一般是由过度喂养引起的。我国营养学会发布的《中国婴幼儿喂养指南（2022）》指出，应坚持6月龄内纯母乳喂养。母乳是婴儿最理想的食物，含有丰富的营养素、免疫活性物质和水分，能够满足0～6月龄婴儿生长发育的全部营养。任何婴儿配方奶粉都无法替代母乳。

母乳喂养应从按需喂养模式向规律喂养模式递进。婴儿饥饿是按需喂养的基础，家长及时识别出婴儿饥饿及饱腹信号，并做出喂养的回应，这种方式就叫回应式喂养。

回应式喂养不仅能帮助婴儿建立健康的饮食行为、促进体格生长，还在婴儿依恋关系的建立、认知和语言能力的发展、适应能力的良好性方面发挥着重要作用。哭闹是婴儿饥饿的最晚信号，家长不要每次都等孩子哭闹后才开始哺喂，应按需喂奶；不要强求喂奶的次数和时间，特别是对于3月龄内的婴儿。婴儿自出生时就可以根据自身生长的需求调整对营养物质的摄入，而且随着年龄的增长，其饮食调节能力也在逐步增强。家长应明确感知其进食规律，做到按需喂养。

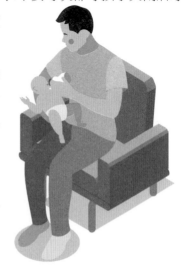

如果婴儿哭闹的声音、时间、频率与往日不同，家长应该首先排除非饥饿原因，如胃肠道不适等。如果婴儿由于非饥饿原因而哭闹，

这种情况下即使增加喂哺次数也只能缓解婴儿的焦躁心理，并不能解决根本问题，此时应及时就医。

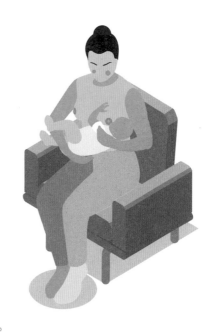

母乳喂养时，妈妈尽量不吃辛辣、油腻的食物，以免给婴儿的肠胃造成不必要的负担。

现实生活中，确实有部分妈妈分泌不出母乳或分泌的母乳不能给婴儿食用，只能用婴儿配方奶粉喂养婴儿。婴儿配方奶粉是无法纯母乳喂养时的无奈选择，任何动摇母乳喂养的想法和举动都必须咨询医生和其他专业人员，并由他们帮助做出决定。

任何婴儿配方奶粉和代乳品都不能与母乳相媲美。母婴双方或任何一方因患病而不适合母乳喂养时，由于妈妈的各项社会活动导致母婴暂时分离，不得不采用非母乳喂养时，家人也必须选择适合6月龄内的婴儿配方奶粉喂养婴儿。普通的液态奶、成人奶粉、蛋白粉、豆奶粉等都不宜用于喂养婴儿。

给7～24月龄的孩子科学添加辅食

根据《中国婴幼儿喂养指南（2022）》，7～24月龄的孩子继续母乳喂养，满6月龄起必须添加辅食，从富含铁的泥糊状食物开始；及时引入多样化食物，重视动物性食物的添加；尽量少加糖、盐，油脂适当，保持食物原味；提倡回应式喂养，鼓励但不强迫进食；注重饮食卫生和进食安全。

继续母乳喂养，满6月龄起必须添加辅食，从富含铁的泥糊状食物开始

对于7~24月龄的孩子来说，母乳仍然是他们能量、蛋白质、钙等重要营养素的重要来源。7~9月龄的孩子每天摄入的母乳量不应低于600毫升，母乳提供的能量应占全天能量的2/3；10~12月龄的孩子每天摄入的母乳量约为600毫升，母乳提供的能量应占全天能量的1/2；13~24月龄的孩子每天摄入的母乳量约为500毫升，母乳提供的能量应占全天能量的1/3。母乳不足或者不能母乳喂养的孩子，需要继续以婴儿配方奶粉作为主要的能量补充。

辅食添加过早或过晚都会影响孩子的健康，但满6月龄时如无特殊情况必须添加辅食。孩子满6月龄时是添加辅食的最佳时机。纯母乳喂养已经无法为6月龄后的孩子提供足够的能量和营养素。满6月龄时添加辅食也与孩子的口腔运动能力，及其对于不同口味、不同质地食物的接受能力相一致。

现有研究证实，满4月龄时添加辅食会导致孩子超重肥胖，以及增加将来发生代谢性疾病的风险。然而，过晚添加辅食会导致孩子贫血，也会明显增加其缺乏营养素的风险。另外，辅食添加也需要根据婴儿的身体状况而调整，比如给过敏及过敏高风险婴儿稍早添加辅食更有利于诱导耐受，降低食物过敏风险；早产婴儿由于出生体重、出生情况不同，辅食添加需要个体化。罹患慢性疾病或生长发育异常的婴儿的辅食添加，也应在医生的指导下进行。

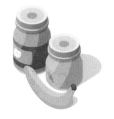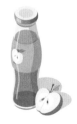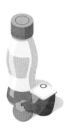

及时引入多样化食物，重视动物性食物的添加

给婴儿添加辅食时每次只能引入一种新的食物，从一种到多种逐步达到食物多样化，不盲目回避易过敏食物，如鸡蛋、小麦、鱼、坚果等。研究证实，为1岁内的孩子适时引入各种食物实现食物多样化，既能帮助他们实现营养均衡，也能减少他们食物过敏风险。辅食添加从泥糊状食物开始，逐渐过渡到颗粒状、半固体、固体食物，辅食频次和进食量也应逐渐增加。

不同食物提供不同营养素，只有多样化食物才能满足孩子的营养需求。适合7~24月龄孩子的辅食应满足以下条件：富含能量，以及蛋白质、铁、锌、钙、维生素A等营养素；未添加盐、糖，以及其他刺激性调味品；质地适合不同月龄的孩子；孩子喜欢；当地生产且价格合理，家庭可负担，如本地生产的肉、鱼、禽、蛋类、新鲜蔬菜和水果等。

动物性食物富含能量和蛋白质，同时含有丰富且容易被人体吸收利用的铁、锌、维生素A等营养素，所以辅食添加时要先添加肉泥、肝泥等动物性食物，与此同时，也要逐渐引入鲜奶、奶酪和酸奶等多样化的奶制品。奶和奶制品富含钙、蛋白质、能量和B族维生素等，奶量充足的孩子不必补充钙，但需要补充维生素D以保障钙的吸收。蔬菜和水果有丰富的口味、质地，富含胡萝卜素、维生素C、矿物质、膳食纤维等，也是孩子不可缺少的。家长可优先选择橙色水果和深绿色蔬菜，这些水果和蔬菜的胡萝卜素、维生素C的含量十分丰富。

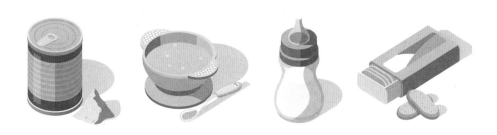

一般情况下，母乳喂养的6月龄婴儿面临着缺铁的高风险，因此婴儿第一种辅食应该是富含铁的泥糊状食物，如瘦肉泥、肝泥、强化铁的婴儿米粉。被婴儿吸收进入体内的铁约有90%会进入血液系统用于合成血红蛋白，铁缺乏可导致缺铁性贫血，影响生长发育。母乳中的铁含量很低，即使给妈妈补充铁剂，也不会增加母乳中的铁含量，所以需要给7~24月龄的孩子添加定量的富含优质铁的食物。一个鸡蛋、50克左右的瘦肉，以及平均每天5~10克的肝脏类食物，都是优质铁营养的重要保障。成功给孩子添加第一种辅食后，应该继续为孩子引入其他种类的食物，如蛋类、谷类、蔬菜、水果等。每引入一种新的食物，孩子都需要适应2~3天。

尽量少加糖、盐，油脂适当，保持食物原味

孩子的辅食应该单独制作，尽量保持食物原味，尽量少加糖、盐以及其他调味品。孩子需要适量的油脂提供生长所需能量，所以孩子的辅食应含有适量的油脂，满1岁的孩子可尝试淡口味的膳食。

过量钠的摄入不利于孩子健康。如果从小习惯于咸味会越来越偏好咸味，对偏好甜味也是同样。为了控制盐、糖的摄入，需要从小适应清淡饮食。不建议在1岁以内孩子的饮食中额外添加盐，也是基于天然食物中已经含

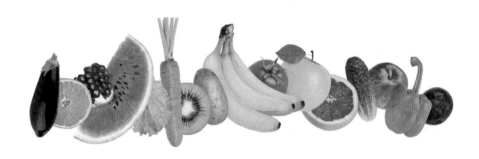

有足够的钠。13～24月龄的孩子在尝试家庭膳食时，摄入一部分的盐，这是正常的，也是可接受的。不能为了减少孩子盐、糖的摄入而严格限制孩子接触家庭膳食。更好的做法是减少家庭膳食中的盐、糖及其他调味品，保持淡口味，这也能保障全家人长期的健康。

脂肪是为我们的生命活动提供能量最多的营养素。处于快速生长中的孩子需要较高的能量，孩子膳食中的脂肪比例也应相对较高。比如，6月龄内母乳喂养的孩子所需能量大约一半来自母乳脂肪，而7～12月龄孩子所需能量约40%来自脂肪，由母乳和辅食提供，13～24月龄的孩子所需能量仍然有35%由脂肪提供。孩子也需要较多的DHA（二十二碳六烯酸）、ARA（花生四烯酸）等条件必需脂肪酸，以促进大脑及视觉发育。因此，当孩子的辅食以谷物、蔬菜和水果为主时，家长必须添加适量油脂，最好选择富含亚油酸、α-亚麻酸等必需脂肪酸的油脂，如亚麻籽油、胡麻油、核桃油、大豆油和菜籽油等。

提倡回应式喂养，鼓励但不强迫进食

进餐时家长应该与孩子有充分的交流，与孩子进行面对面沟通，以便及时了解孩子的需求，注意识别孩子发出的饥饱信号，如张嘴、扑向食物表示饥饿，扭头、闭嘴等表示吃饱不想吃了。家长对此应做出及时、

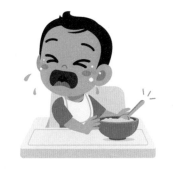

恰当、积极的回应。家长应该允许孩子在准备好的食物中挑选自己喜爱的食物，耐心喂养，鼓励尝试但绝不强迫。家长应该鼓励并协助孩子自主进食，培养孩子的进餐兴趣，进餐时不要分散孩子的注意力，让孩子做到进餐时不

看电视、不玩玩具，每次进餐时间不超过20分钟。

此外，家长自身应保持良好的进食习惯，成为孩子的榜样。家长应合理安排7～24月龄孩子的膳食，比如早上7点时在母乳喂养的基础上，可以逐步引入其他食物或者鼓励孩子尝试家庭早餐；上午10点母乳喂养；中午12点时让孩子与家人一起吃午餐，从泥糊状食物开始，逐渐增稠增粗，从少量添加食物开始到添加的食物完全代替母乳，增加食物种类，鼓励孩子尝试家庭膳食；下午3点母乳喂养，傍晚6点让孩子与家人一起吃晚餐，同样从泥糊状食物开始，从少量开始；晚上9点母乳喂养，尽量减少夜间喂养。如果辅食添加足量，孩子夜间进食的需求会减少。母乳喂养的次数要从辅食添加初期的每天5～7次，逐渐减少到1岁时的每天不超过4次。

注重饮食卫生和进食安全

家长必须为孩子选择安全、优质、新鲜的食材，最好自己在家准备孩子的辅食。

● 在辅食制作过程中，必须始终保持清洁卫生，如制作辅食前先洗手、保持餐具清洁等。

● 辅食应煮熟煮透，并始终保持生熟分开。

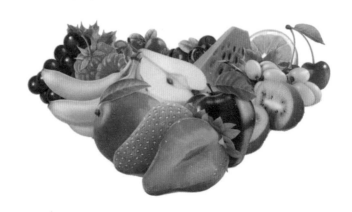

● 生吃的水果和蔬菜必须洗干净去掉外皮及果核，以保证食用安全。

● 制作动物性辅食时，注意剔除骨头和鱼刺等异物。

● 不给孩子吃剩饭剩菜。

● 坚果、果冻等食物须打碎后进食，以防发生进食意外。

● 帮助孩子饭前洗手，以防病从口入。

● 孩子进食时必须有成人看护，保持进餐环境清洁安全，固定孩子的餐椅，以防发生进餐时烫伤、误食，以及其他意外伤害。

要让2岁以后的孩子养成良好的饮食习惯

要鼓励2岁以后的孩子自主进食，养成良好的饮食习惯。自主进食，与家人同桌吃饭，尝试丰富多样的食物，可以促进孩子大动作、精细动作发育，有利于家庭亲子关系的建立，促进孩子情感、认知、语言和交流能力的发展，降低偏食、挑食的风险。

少吃零食

有不少孩子不喜欢吃饭，对零食却情有独钟。经常吃零食的孩子，常面黄肌瘦，容易积食。长期无节制地吃零食，对孩子的健康不利。人体的消化活动有一定规律，有工作的时候，也有休息的时候。在规律进食的前提下，食物经过一定时间的消化，会从胃里排出，让胃得到充分休息，同时分泌足够的胃内消化液，以增强消化能力。反之，孩子不停地吃零食，会扰乱胃肠道的规律性活动。

零食的营养成分较为单一，常吃零食会影响其他营养素的摄入、消化和吸收，进而造成营养失衡，从而导致营养不良。

孩子**不积食**的秘密

　　孩子如果常吃零食，会使肠胃处于无规律状态，各种消化酶的分泌出现异常，影响食欲。另外，零食的味道比正常食物的味道要重，对孩子的味觉是一种强烈刺激，时间长了易使孩子味觉的敏感度下降，变得更加不爱吃饭。

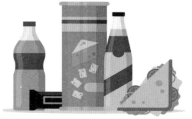

　　事实上，许多爱吃零食不爱吃饭的孩子背后，都有一位溺爱孩子的家长。孩子凭着自己的喜好选择食物时，如果家长一味地满足，孩子就容易出现积食。

　　让孩子绝对不吃零食也是不可能的。零食也分很多种，这就需要家长多注意，尽量选择对孩子健康有利的零食，如水果、坚果、酸奶等。在不影响正餐的情况下，这些健康零食可以尽量多吃点，而"垃圾食品"要尽可能少吃或不吃。

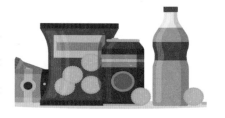

不可贪吃肉类食物

　　也许是肉的味道更好，也许是家长觉得肉更有营养，爱吃肉的孩子总比爱吃蔬菜的孩子多，有的孩子甚至一口菜也不吃。然而，爱吃肉的孩子很容易积食，还爱上火，有时候晚上睡觉也不安稳。

　　孩子的肠胃尚处于发育阶段，消化功能尚未健全，一次进食太多的肉很容易导致营养过剩，而且难以消化，就会出现积食。另外，过多肉类食物的摄入会增加油腻感，减慢肠胃蠕动，不仅会加重孩子的积食症状，还会造成脾胃损伤。食积化热再加上孩子本就是偏热的体质，就会出现阳盛火旺，也就是家长所说的上火。

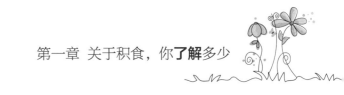

积食上火可能让孩子出现口角起泡、不肯吃饭、咽喉疼痛等状况，虽然看起来不是什么大毛病，但如果积食上火的同时受到外部侵扰（如风寒以及各类病毒），就会引发感冒、发热等病症，所以，家长要注意孩子的日常饮食，做到均衡营养。

调整孩子的饮食结构

现在很多孩子容易出现的积食、脾胃虚等情况，大多与吃肉过多有关。从某个方面来说，肉类已经不是我们维持健康的必需品，过多的肉类反倒对孩子的健康造成威胁，家长要有意识地调整孩子的饮食结构。当然，不是说孩子不能吃肉，肉类富含优质蛋白质和铁、锌等矿物质，对孩子的发育成长很重要。只是不能过多吃肉。偏爱并长期、大量进食某种食物，都有可能造成营养不良，对孩子的生长发育是非常不利的。

为此，家长要尽量帮助孩子养成营养均衡的饮食习惯，多吃一些易于消化、吸收的清淡食物，不要一味纵容孩子吃高能量、高脂肪的食物，蔬菜、水果、蛋类等食物也要均衡摄入，保证营养全面、膳食平衡。

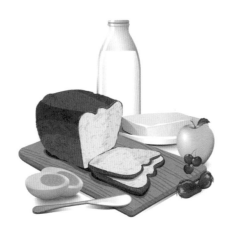

关于积食的常见误区有哪些

怕孩子饿，给孩子吃很多东西

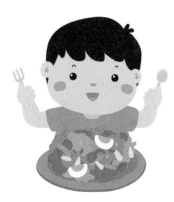

有些家长担心孩子吃不饱，总喜欢让孩子多吃一些，但长期让孩子多吃一些会损害孩子的健康。尤其是晚上，吃过饭没多久就睡觉，未消化的食物可产生内热，导致肠胃功能失调、抵抗力降低。吃饭时间过晚，运动量又少，就很容易出现积食。所以，晚饭一般应安排在下午6点左右，这样到睡前胃里的食物就消化得差不多了。

中医认为，小儿"脾常不足"，即孩子对乳食的消化吸收能力弱，因此不能为孩子提供过多不易消化的食物。否则，就会影响脾胃的消化功能，从而引发消化不良、发热和自汗等症状，还会造成免疫力降低，影响孩子身体的发育和健康。这也是中医常讲的"没有内热，不生外感"。

家长可通过观察发现孩子是否吃得多，如孩子在睡眠中不停翻动身体，有时还会咬牙；原来吃什么都香，最近却出现明显的食欲下降；孩子常说自己肚子胀、肚子痛。细心的家长还可以发现孩子鼻梁两侧发青，舌苔白且厚，严重的甚至还能闻到孩子口气中有酸腐味。家长应掌握孩子大致的饭量，不要让孩子因为爱吃而超量进食，也不要因为怕孩子吃不饱而强制孩子进食。

长期用小儿七星茶能开胃消滞

小儿七星茶由谷芽、麦芽、山楂、钩藤、蝉衣、淡竹叶、芦根七味药组成，其功效主要为消食导滞、清热安神。其组方的指导思想与小儿生理病理特点——"脾常不足""肝常有余""心常有余"有关。因认为小儿易为食滞，易出现心肝蕴热的表现，故方中有消食导滞的三星（谷芽、麦芽、山楂），又有清心肝蕴热、安神的钩藤、蝉衣、淡竹叶、芦根四星，组方精妙，确为儿科保健常用方剂。

小儿七星茶虽具有消食导滞的功效，但兼有清热安神的作用，若长期饮用，势必会损伤中阳之气，令孩子原本就不足的脾胃功能更加不足。长久下去，孩子脾胃的运化、受纳能力变弱，吃不了多少东西，就会出现消化不良的情况。而且，脾土不足会影响肺金（中医理论：土生金，脾与肺为母子关系），会引起咽喉发炎、感冒、咳喘等疾病。所以，小儿七星茶不宜作为长期饮用的药物。

服用小儿七星茶不能盲目。健康的孩子可以半个月服食一次小儿七星茶，对缓解积食症状有一定的帮助作用。如果孩子肝火旺盛，就应该降火，这时候可以喝2～3剂小儿七星茶。由于小儿七星茶属寒，所以不能长期服用，如果孩子连服七天还没有明显的好转，需要到医院诊治。

孩子在服用小儿七星茶期间不能吃生冷油炸类的食物，因为这类食物刺激肠胃并且不容易被消化，会影响

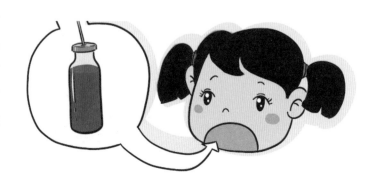

药物的吸收。服药期间，孩子可能会出现轻微腹泻，这是正常的现象，家长不需要担心。很多去火类药物的治法之一就是使孩子腹泻，停药之后腹泻现象会自然消失。孩子服用其他药品时如果想同时服用小儿七星茶，必须经过医生同意，否则出现其他不良反应就得不偿失了。

只有科学用药，才能够发挥小儿七星茶的正常药效，因此，家长一定要在医生的指导下给孩子用药，以免产生不必要的影响。

辅食越细越软越烂越易消化

总有家长认为，孩子的辅食越细越软越烂越好。但孩子的辅食究竟是什么性状，要根据孩子的月龄和出牙状况来确定。刚接触辅食时，孩子的确应该吃糊状的食物，但随着孩子长大、出牙，需要锻炼咀嚼能力。如果食物还是细软烂，不仅会影响孩子的咀嚼能力，还会影响吐字和发音。

咀嚼能力不是与生俱来的，需要后天不断地训练。如果7~12月龄的孩子的咀嚼能力没有得到充分的训练，那么他们1岁以后吃块状食物时还是只会吞不会嚼。一些2~3岁的孩子仍然不会嚼东西其实都是婴儿期没有及时锻炼咀嚼能力造成的。

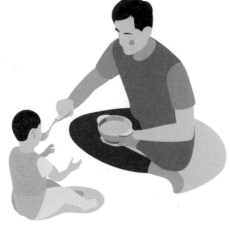

便秘吃香蕉

便秘吃香蕉，我们几乎把它当成常识。香蕉有润肺、滑肠的功效，那是不是孩子大便干燥，吃香蕉就可以了？其实不然。多吃一些富含膳食纤维的食物，如绿色蔬菜、粗粮、水果等，都有助于缓解孩子便秘的情况，香蕉并不是最好的选择。

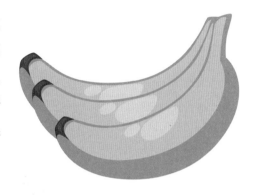

饮食中纤维素摄入不足、排便习惯未养成、活动锻炼缺乏、水分摄入不够等，都可能造成孩子便秘。香蕉中的膳食纤维确实不少，但也并不是最多的，还不如梨和火龙果，而一些蔬菜、粗粮中的膳食纤维则更加丰富。家长完全可以选择这些食物，没必要只认准香蕉。如果是没熟透的香蕉，其中的鞣酸含量比较高，反而容易引起便秘。

需要注意的是，除了饮食中注意补充膳食纤维以外，家长还应让孩子养成良好的排便习惯，找出孩子便秘的诱因，对因治疗才能标本兼治。如果多方尝试后孩子的便秘情况仍不见好转，需要及时就医，排除引起便秘的器质性疾病。

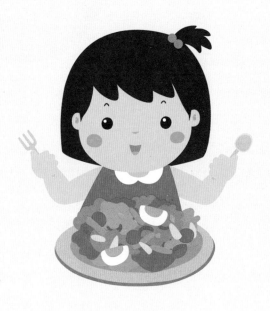

第二章

养好脾胃，缓解积食**助消化**

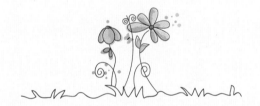

　　脾胃是气血生化之源，是后天之本，脾胃健康是孩子茁壮成长的关键。脾胃受损有可能导致孩子厌食、积食、易感冒等，要想孩子茁壮成长，家人就要确保孩子脾胃健康，从饮食、生活多个方面入手，积极调理脾胃，有效预防和缓解积食。

脾胃的功能

脾主运化

脾主运化，简单地说，脾具有促进消化、吸收和输布三个方面的生理功能。脾可运化水谷，可运化水液。运化水谷是指脾具有的输送营养物质的功能。如果脾功能下降，人体就会出现食欲缺乏、腹胀、倦怠等气血生化不足的症状。运化水液是指脾具有对水液的吸收、传输和布散作用。运化水液功能失调就会导致痰饮滞留内脏或经络，引起身体功能失调，如痰饮滞留于肺就会引起咳嗽、胸闷、哮喘等。

脾主升清

脾主升清指脾将水谷精微等营养物质上输于心肺，通过心肺的作用化生气血，以营养全身。

脾主统血

脾主统血，是指脾统摄、控制血液，使之正常循环于脉内。如果脾气虚弱以至于失去统血的功能，人体就会出现失血病症，如便血、皮下出血、鼻出血等。

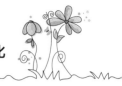

脾主肌肉四肢

人体全身的肌肉要靠脾胃运化的水谷精微等营养物质，才能维持其保护内脏、抵御外邪和进行运动的功能。脾胃健旺时，清阳之气布流全身，四肢轻劲，灵活有力；脾失健运时，清阳不布，营养缺乏，必致肌肉萎缩、四肢倦怠无力。

脾开窍于口，其华在唇

一个人的脾脏是否健康可以通过嘴唇色泽的好坏来体现。饮食口味及食欲与脾的运化功能有密切关系，如口甜、口腻等都是脾运化功能失调的症状。

胃主受纳腐熟水谷

胃的受纳、腐熟水谷功能必须与脾的运化功能配合才能发挥作用。胃的功能如果发生障碍，人体就会出现食欲缺乏、消化不良、胃肠胀气等症状。

胃主通降，以降为和

胃为"水谷之海"，会将其初步处理的食物混合物通降到小肠。胃的通降功能还包括小肠将食物残渣输进大肠，以及大肠将食物糟粕排到体外。胃失通降会影响食欲，引起口臭、腹胀疼痛等。胃气上逆会引起打嗝、吞酸、恶心、呕吐等。

孩子脾胃健康自查

人体是一个有机的整体，当孩子脾胃虚弱时，他们的身体会出现异样。家长通过对孩子身体变化的观察，可以及时了解孩子的脾胃状况。

看手掌细节

手是脾胃状况的"地图"，摊开孩子的手掌，家长就能观察到孩子的脾胃变化，从而发现孩子的健康状况。

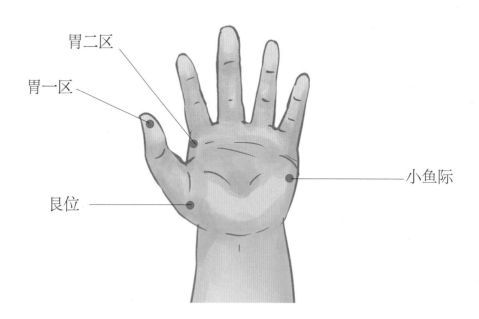

胃二区
胃一区
小鱼际
艮位

	手掌状态	脾胃病症
胖瘦	肌肉板硬坚实、缺乏弹性、颜色晦暗	脾胃气血失和，消化不好、新陈代谢慢
	小鱼际区域的肌肉少	慢性结肠炎、肠胃功能不好
	小鱼际和小指边缘的肌肉下陷，皮肤无光泽	脾主肌肉功能失调、腹泻、腹痛
	艮位肌肉凹陷、松软	脾胃虚弱、营养不良、免疫功能下降
颜色	艮位颜色过红	脾胃火盛、可能伴有肠燥便秘
	艮位呈深红色	脾胃有痰火、口臭
	艮位呈苍白、青黄色，出现井字纹并有青筋浮起	慢性消化系统疾病
	艮位呈淡黄色	脾胃气血亏虚、消化功能不好
纹路	艮位有大方格形纹、平行四边形纹、菱形纹	脾胃功能紊乱、腹胀

看鼻部色泽变化

鼻头是脾脏的反射区，鼻翼是胃腑的反射区。当脾胃出现问题后，鼻子上脾脏和胃腑的反射区就会有所反映。

鼻子状态		脾胃病症
鼻头	鼻头发红、肿大	脾热或脾大，易引发头重、脸颊疼、心烦
	鼻头发黄、发白	脾虚、出汗多、倦怠、食欲缺乏
鼻翼	鼻翼灰青	胃寒、易受风寒、易腹泻、手指冰凉
	鼻翼发红	胃火大、易饥饿、口臭
	鼻翼有明显红血丝	小儿胃炎
	鼻翼扁青	小儿萎缩性胃炎、胃癌
	鼻翼薄且沟深	小儿萎缩性胃炎

看气色好坏

脸是人体健康状况的一面镜子，可以反映出人体脏腑、气血、精气的变化，对于人们了解脾胃状况具有相当重要的意义。如果孩子的面色变红或变白，说明脾病较轻，容易治愈；如果孩子的面色变青或变黑，说明脾病较为严重，要立即就医。

看口味和唇色变化

口味、唇色与脾胃的联系尤为密切，也是人们了解脾胃状况的重要窗口。观察口味、唇色的变化，可以帮助家长了解孩子的脾胃健康状况。饮食口味与脾胃运化关系密切。如果脾失运，往往会出现口淡无味、口甜、口苦、口腻等口味异常的感觉，从而影响食欲。此外，唇色的变化也能反映出脾胃状况。

嘴唇状态		脾胃病症
颜色	下唇深红而晦暗	脾虚、食欲缺乏、乏力
	两唇色红如血，闭合处隐见烟熏色	三焦炽热
	外侧红如血，内侧淡白	脾胃虚寒
	两唇发黄	饮食内伤、湿热郁于肝脾、头晕、困乏
唇面	干燥、脱皮	津液已伤、脾热
唾液	唾液分泌量多	脾肾阳气不足
	病后唾液多	胃寒

看舌头——形、色、质

舌头是辨别味道的主要器官。舌形、舌苔、舌质的变化，能反映出人体脾胃的变化情况。

舌头状态		脾胃病症
舌形	舌头萎缩	心脾两虚、四肢卷怠
舌苔	舌苔呈黄色	胃热炽盛、肠胃实热、脾胃热滞
	舌苔呈白色	脾阳虚衰、寒湿侵体
	舌苔呈灰黑色	脾阳虚衰、湿热内蕴
舌质	颜色浅淡、红少白多	脾虚湿寒、气血两虚

0~12岁孩子各个阶段的营养需求

1岁以内孩子的营养需求

0~6月龄孩子的营养餐

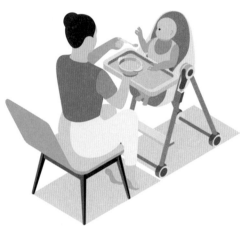

　　母乳是婴儿最理想的天然食物，含有婴儿生长、发育必需的各种营养和活性成分。在婴儿出生后第一个小时内就开始进行母乳喂养，可以保护婴儿免受疾病感染。母乳含有婴儿生长发育所需的营养物质，有"白色血液"之称。

　　母乳是一种复杂的混合物，包括蛋白质、糖类、脂肪，以及矿物质、维生素等营养元素。

　　蛋白质和氨基酸是婴儿生长发育的关键营养成分，也是构成母乳的主要营养成分。目前，已发现母乳中的蛋白质成分有2500多种，不仅能够为婴儿提供合成自身蛋白质所需氨基酸，还具有抗菌和免疫调节功能，可促进营养物质的吸收。尽管母乳中蛋白质的平均质量浓度远低于牛乳和婴儿配方奶粉，但母乳蛋白质最适合婴儿。

　　母乳中的糖类相对稳定，可提供婴儿所需能量的40%。其中，部分乳糖进入大肠被双歧杆菌酵解成乳酸和醋酸，使粪便呈酸性，可改善婴儿肠道环境。寡聚糖是母乳中糖类的重要组成部分，也是天然的益生元，对维持婴儿

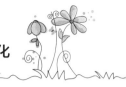

肠道正常菌群有着重要作用，有助于婴儿抵抗外界感染。

脂肪是母乳中最大的能量源，占母乳总能量的40%~55%。母乳中含有200多种脂肪酸，特别是ARA、DHA，它们是大脑和视网膜细胞膜磷脂的主要成分，在大脑发育和视觉功能发育中起着举足轻重的作用。母乳中的脂肪酸还可以降低发生支气管肺发育不良、坏死性小肠结肠炎及早产儿视网膜病变的风险。母乳中含有丰富的胆固醇，具有独特的新陈代谢效果，是形成髓鞘的必要成分，且对心脑血管有长期的效益。研究表明，母乳喂养的婴儿成年后体内的胆固醇水平和低密度脂蛋白水平较配方奶喂养的婴儿低。

母乳中的高乳糖及维生素C能促进铁的吸收，婴儿对母乳中铁的吸收率是对牛乳中铁的吸收率的5倍。钙和磷是骨骼和牙齿的重要组成部分，并对维持神经与肌肉兴奋性和细胞膜的正常功能有重要作用。母乳钙浓度不高，但钙磷比例适宜，足以满足婴儿的需要。母乳能满足6月龄内婴儿对锌的需求，是锌的重要来源，而且生物利用率要高于配方奶。

维生素是人体重要营养素之一，含量少，但活性强，能够维持人体基本的生理功能。母乳中含有丰富的水溶性维生素（如B族维生素、维生素C）和脂溶性维生素（如维生素A、维生素D、维生素E、维生素K）。

7~9月龄孩子的营养餐

7~9月龄孩子每天进食量：600毫升以上的母乳（添加辅食期间，母乳还是孩子主要的食物）；优先添加强化铁的婴儿米粉等富铁食物；逐渐达到每天至少1个蛋黄及50克肉类（如果宝宝对鸡蛋过敏，可用30克肉类替换鸡蛋）；其他谷类（稠粥、烂面条等）、蔬菜（菜泥、碎菜等）、水果（果泥、果碎等）的添加量根据孩子的需要而定。如孩子的辅食以谷类、蔬菜、水果等植物性食物为主，则需要额外添加5~10克油脂，家长应首选富含α-亚麻酸的植物油，如亚麻籽油、核桃油。

10 ~ 12 月龄孩子的营养餐

10 ~ 12月龄孩子每天的进食量：600毫升以上的奶（母乳摄入量有所减少，但还应是孩子的主要食物）、1个鸡蛋、50克肉类，一定量的谷类（强化铁的婴儿米粉、稠厚的粥、软饭、馒头等），蔬菜、水果的摄入量根据孩子的需要而定。

绝大多数孩子在12月龄前会萌出第一颗乳牙，并且已经有抓食的意愿，家长此时应为孩子制作可以磨牙的手指食物（泛指孩子可以直接用手抓食的食物），并鼓励孩子自己用手抓着吃。这样，可促使孩子多咀嚼，满足孩子的发育需求。

1 ~ 3 岁孩子的营养需求

如果牙齿发育正常，孩子的牙齿会在孩子2.5 ~ 3岁时长齐。所以1 ~ 3岁孩子摄入的食物应逐渐从以奶类为主转向以混合食物为主。然而，考虑到孩子的消化系统尚未完全成熟，还不能完全给孩子吃成人的食物，所以家长一定要根据孩子的生理特点和营养需求为其制作可口的食物，保证营养均衡。

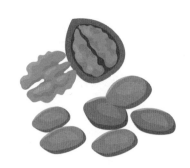

适当补铜，促进智力发展

铜参与铜蛋白和多种酶的构成，在人体内发挥着重要的作用。铜参与铁的代谢和红细胞生成，维持正常的造血功能；铜可通过赖酰氧化酶促进结缔组织中胶原蛋白和弹性蛋白的交联，为形成结缔组织所必需，因此，铜在皮肤和骨骼的形成、骨矿化、心脏和血管系统的结缔组织完善

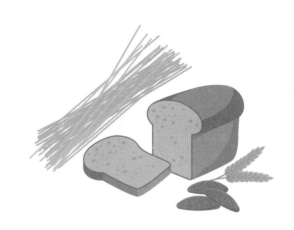

中起着重要的作用；可维护中枢神经系统的健康；可促进正常黑色素形成及维护毛发的正常结构；等等。

母乳中的含铜量会逐渐减少，而孩子的成长需要更多的营养。因此，家长给孩子补充铁质时，也要适当补充铜。铜广泛存在于各种食物中，贝类等海产品及坚果是铜的良好来源，动物内脏、谷类胚芽、豆类等食物次之。

饮食要粗细搭配

人们日常摄入的粮食大体分为粗、细两种。粗粮是指玉米、小米、高粱、豆类等，细粮是指精制的大米及面粉。1～3岁的孩子仍处于快速生长发育期，保证饮食平衡合理对于他们的健康成长来说至关重要。

一些家长错误地认为越精细、越高级的食物越有营养，越有利促进孩子的成长，因此在给孩子制作食物时总是偏向于高能量、高蛋白的食物。然而，这种做法会导致孩子营养过剩，体重超标，反而影响了身体发育。另

外，食物经过精细加工后会失去多种营养成分，长期食用精制食物容易造成孩子营养成分单一，这与孩子成长对营养多样化的要求不符。

粗粮中含有很多膳食纤维，可以有效促进孩子肠胃的蠕动，加速新陈代谢，促进大肠对营养物质的吸收，继而预防便秘。所以，孩子的饮食必须注意粗细搭配。

多吃健脑益智的食物

1～3岁是大脑发育的关键时期，因此家长要给这个阶段的孩子多补充健脑益智类的食物，为大脑的快速发育提供能量。

孩子的脑部发育需要哪些营养呢？

● 蛋白质。蛋白质提供的氨基酸可影响神经传导物质的制造。

● 碳水化合物（如全谷类、五谷根茎类、豆类）。大脑的表现也同样会受到碳水化合物的影响，血糖过低时，脑细胞就会因能源不足而发挥不出应有的功能。

● 卵磷脂。卵磷脂是一种帮助人体制造脑部神经信号传导物质（乙酰胆碱）的重要成分。

● 脂类（尤其是含高不饱和脂肪酸的食物）。高不饱和脂肪酸是大脑神经细胞的必需营养物质。脑细胞是思维活动的物质基础，脑细胞数量不足会严重影响孩子的智力。

这些营养元素，都可以从日常生活中的食材里获得。

摄入含碘丰富的食物

碘是制造甲状腺素所必需的元素。甲状腺素除了调节身体新陈代谢以外，还能促进神经系统功能发育。碘摄入不足，会使脑细胞数量减少，大脑

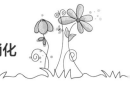

变小、变轻，直接影响孩子的智力发育。在孩子生长发育阶段，家长要及时为其添加含碘食物，如海带、紫菜等（制作辅食时，可将海带、紫菜泡发，切碎，炖烂）。日常烹饪时需要注意，饭菜出锅前再放入碘盐，可以减少碘的挥发。

多吃蔬菜

蔬菜和水果都含有丰富的维生素和矿物质，但蔬菜和水果不可互相替代。蔬菜含有的纤维素、β-胡萝卜素，具有抗癌、防癌作用。蔬菜中所含的糖以多糖为主，进入人体后以单糖形式被吸收，不会使血糖急剧升高。水果中所含的糖进入人体后会很快进入血液，使血糖迅速升高。过多的糖会在肝脏内转为脂肪，易引发肥胖，因此家长要想办法让孩子多吃蔬菜。

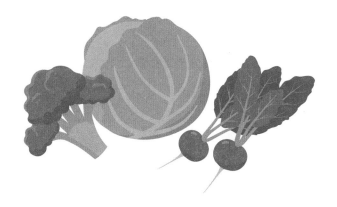

4～6岁孩子的营养需求

4～6岁孩子处于身体发育的关键期，家长要满足他们对各类营养素的需求。这些营养素是维持他们生命、促进生长发育以及进行活动的必要条件。4～6岁孩子必须每天从食物中获取足够的能量，以满足身体需要。4～6岁孩子基础代谢率高，生长发育迅速，活动量比较大，所需能量比较多，营养需要量也比较高。4～6岁孩子的乳牙已出齐，咀嚼能力增强，消化吸收能力已基本接近成人，已经可与家人共餐。每个4～6岁孩子的食量也会根据生长速度、体质和每日活动量等不同而有所差别，最重要的是保证他们能吃到多种营养食物。

谷类

谷类食物分为全谷类食物和精制谷类食物。所有谷类的谷粒都由3个部分组成：胚乳、胚芽和糠皮。在制作的过程中，不除去胚芽和糠皮的就是全谷类食物，如糙米、荞麦、燕麦、玉米、全麦面包。精制谷类食物是指在加工过程中去除了胚芽和糠皮的谷类食物，如玉米面包、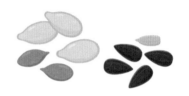
白面包、面条、米饭和饼干等。由于谷类食类中的维生素、矿物质、纤维素及油脂大都存在于胚芽和糠皮中，因此，家长在给此阶段的孩子吃的谷类食物中不应只有精米、精面类食物。谷类食物中含有帮助消化的纤维素和提供能量的碳水化合物。此外，谷类食物中还含有丰富的B族维生素，有些强化速食麦片能为此阶段的孩子提供一天所需的多种维生素和矿物质。

蔬菜

蔬菜富含膳食纤维、维生素和矿物质。此外，大多数蔬菜还含有抗氧化物质，这些抗氧化物质能降低人体患癌症和心脏病的风险。给此阶段的孩子做饭时，家长应将蔬菜切小、切细，方便孩子咀嚼和吞咽。同时，家长还要注重蔬菜品种、颜色和口味的变化，从而鼓励孩子多吃蔬菜。蔬菜根据颜色深浅，可以分为深色蔬菜和浅色蔬菜，深色蔬菜的营养价值一般优于浅色蔬菜。深色蔬菜是指深绿色蔬菜、红色蔬菜、橘红色蔬菜、紫红色蔬菜。这类蔬菜富含胡萝卜素，是中国居民膳食维生素A的主要来源。此外，深色蔬菜还含有其他多种色素物质和芳香物质，可以促进食欲。常见的深绿色蔬菜有菠菜、油菜、芹菜叶、空心菜、西蓝花等。常见的红色蔬菜、橘红色蔬菜包括西红柿、胡萝卜、南瓜等。常见的紫红色蔬菜包括红苋菜、紫甘蓝等。

水果

水果同蔬菜一样，富含膳食纤维、维生素和矿物质。多吃水果能让孩子的肠胃发挥更好的功能，还能缓解积食等症状。新鲜水果中的碳水化合物、有机酸和芳香物质比新鲜蔬菜多，又因食用前不用加热而不受烹调因素的影响。需要注意的是，不能用果汁代替水果，因为果汁是水果经压

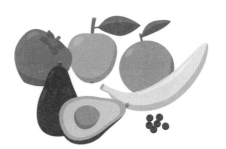

榨去渣而制成。这些加工过程会使水果的营养成分（如维生素C、膳食纤维等）产生一定的损失。如果孩子一定要喝果汁，家长最好亲自做果汁，并且让孩子尽快喝完。

奶类

多数奶类食物富含强化牙齿和骨骼的钙质，且吸收率高，是孩子最理想的钙源。每天300~600毫升的牛奶，就能保证孩子的钙摄入量达到适宜水平。奶制品还是很好的蛋白质来源，如果孩子不喜欢吃肉，多吃奶制品也可以补充蛋白质。家长给孩子选择牛奶时，一定不要用含乳饮料代替液体牛

奶。含乳饮料不属于奶制品，而是添加了
多种添加剂的低蛋白、低钙和高糖产品。
辨别两者其实很简单，首先看产品包装，
含乳饮料的包装上会有"饮料"或"含乳
饮料"的标注；其次看成分表，液体牛奶
的成分表上只有纯鲜牛奶，而含乳饮料的
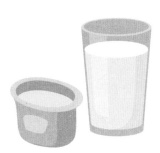
首要成分是纯净水；最后看蛋白质含量，液态牛奶的蛋白质含量在5%以
上，含乳饮料因是奶粉加水、糖、香精、增稠剂及其他配料制成的，其蛋
白质多在2%左右。

值得注意的是，医生会建议给此阶段孩子喝全脂牛奶。4～6岁的孩子每
天喝250毫升左右的牛奶比较合适。随着年龄的增长，孩子生长速度放缓，对
脂肪的需求也会相应减少。如果孩子已经偏胖，又喜欢喝牛奶，家长就要给
孩子选择低脂或脱脂牛奶。如果孩子不喜欢脱脂牛奶的口感，家长就要引导
孩子慢慢转变口味，先喝低脂的牛奶，再喝完全脱脂的牛奶。其他奶制品也
应该尽量选择低脂的品种。

肉类、豆类、水产类、蛋类和坚果类

肉类、豆类、水产类、蛋类和坚果类食物不仅能为孩子提供蛋白质，
也能为孩子提供铁、锌和部分B族维生素。当
然，这些食物也不是多多益善，需要家长为孩
子掌握好"度"。如果孩子偏爱肉类食物，家
长可以从调整肉类食物的结构入手，引导孩子
平衡膳食。豆类食物富含蛋白质和多种不饱和
脂肪酸等，营养价值很高。如果孩子因为其有
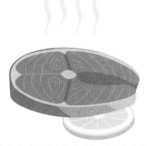
豆腥味而不喜欢吃，家长可以在烹调过程中采取适当的方法去除豆腥味儿。

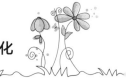

例如，将大豆磨成粉后与面粉掺和制作糕饼，在炒大豆前用凉盐水把大豆洗一下等。同时，家长要和孩子解释吃豆类食物的好处，但不要逼孩子吃，以免其产生逆反情绪。此外，家长还可以选择豆制品（如豆腐、豆浆、豆芽等）给孩子食用。

孩子饮食中的脂肪结构和成人饮食的脂肪结构差不多，也就是说，孩子每天所需的总能量中来自脂肪的能量不能超过35％，所以，家长应该尽量限制孩子摄入高脂肪食物，如黄油等。此外，别让甜食把孩子的胃塞满，要让孩子尽可能多吃健康、营养的食物。

7 ~ 12 岁孩子的营养需求

7~12岁孩子处于迅速生长发育的阶段，大脑和神经系统持续发育并逐渐成熟，新陈代谢旺盛，且活动量大，对能量和各种营养素的需要量都高于成人。因此，满足此阶段孩子的营养需求是保证其正常生长发育的基本条件。

能量

7~12岁孩子需要充足的能量，以满足其基础代谢、体力活动、食物热效应及生长发育。能量长期摄入不足，会导致他们生长发育迟缓、消瘦、活力减弱；能量摄入过剩，多余的能量又会以脂肪形式储存堆积在孩子体内，进而引起肥胖。

我国营养学会建议7~10岁孩子每天摄入1350~1800千卡（5651~7535千焦）的能量；11~12岁孩子每天摄入1800~2050千卡（7535~8372千焦）的能量。

蛋白质

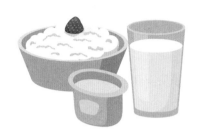

蛋白质是人体组织细胞的基本成分，其需要量与食物蛋白质的氨基酸组成有密切关系。7~12岁孩子的蛋白质需要量包括蛋白质的维持量及生长发育所需的储存量。处于生长阶段的孩子蛋白质缺乏极为敏感，常表现为生长迟缓、低体重、免疫力下降等；过多蛋白质摄入也会使尿钙排泄增多、肝肾负担加重等。

水产类、畜禽肉、蛋等动物性食物，及大豆制品是优质蛋白的良好来源，其中优质蛋白的摄入量占膳食总蛋白的50%。7~12岁孩子尤其应增加豆制品摄入，保证每天的摄入量在20~25克。

矿物质

处于快速生长发育阶段的7~12岁孩子需要大量的矿物质，如钙、磷是骨骼和牙齿发育及钙化的必需物质。另外，铁、锌、碘、钴、铜、硒、氟等微量元素也与生长发育有极大的关系，如缺铁会引起营养不良性贫血。

● **钙和磷**。我国营养学会建议，7~10岁孩子每天摄入800毫克的钙，11~12岁孩子每天摄入1000毫克的钙。我国膳食中钙的主要来源为奶类、豆类，由于蔬菜中的植酸、草酸、纤维素、果胶等对钙吸收有一定的影响，7~12岁孩子钙的摄入量要大于对钙的需要量。磷在食物中分布很广，所以我国居民一般不缺磷。骨粉、鱼粉是最理想的钙和磷的食物来源，不仅比例合适，而且易被人体吸收利用。7~12岁孩子如果出现佝偻病的症状应及时就医，在医生的指导下食用钙和维生素D制剂。

● **铁**。7~12岁孩子由于生长发育迅速，对铁的需求较高。我国营养学会建议7~12岁孩子每天摄入10~12毫克的铁。必要时，7~12岁孩子可用含铁

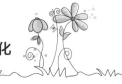

的强化食品或铁制剂来补充铁，以满足生理需要。

● **锌**。调查发现，我国儿童缺锌的现象十分普遍。我国营养学会建议7~12岁孩子每天锌的摄入量为10~15毫克。一般来说，谷物及蔬菜中植酸、草酸、纤维素含量多，会影响到锌的吸收，因此补锌应选择贝壳类海产品、红肉类、动物内脏等。

孩子如果缺碘，身体和智力发育就会受到影响，因此，7~12岁孩子要多吃些海带等海产品。另外，钴、铜、镁、硒及氟等皆为7~12岁孩子所必需的微量元素，在一般情况下不会缺乏，但有些地区因水与土壤中缺乏某种微量元素，需家长注意为孩子提供相应的微量元素。

维生素

● **维生素A**。维生素A不仅具有预防夜盲症的作用，还可以维持皮肤黏膜层的完整性，提高免疫功能，促进生长发育和维护生殖功能。维生素A多存在于动物性食物中，如动物的内脏（其中以肝脏的含量最高）、鱼肝油、鱼卵、全奶、奶油、禽蛋等。植物性食物只能提供类胡萝卜素，类胡萝卜素主要存在于深色蔬菜和水果中，如西蓝花、菠菜、空心菜、芹菜叶、豌豆、胡萝卜、荠菜、西红柿、辣椒、杏子、柿子等。

● **维生素C**。维生素C又称抗坏血酸，是一种生物活性很强的物质，具有多种生理功能，如参与羟化反应、抗氧化，利于防治多种慢性疾病。7~12岁孩子如果缺乏维生素C会出现坏血病、程度不同的出血、牙龈炎、骨质疏松等。维生素C的主要食物来源是新鲜蔬菜与水果。只要经常摄入丰富的新鲜蔬菜和水果，并合理烹调，7~12岁孩子就不会缺乏维生素C。

● **维生素D**。维生素D是人类必需的一种脂溶性维生素，能维持血浆钙和磷水平的稳定，以满足骨骼矿物化、肌肉收缩、神经传导及细胞的基本功能。由于生长发育迅速，7~12岁孩子需要大量的维生素D，是维生素D缺乏的高危人群。人体维生素D主要由皮肤接受紫外线照射而合成或从膳食中获得。鉴于大多数天然食物中维生素D含量低，7～12岁孩子可以通过摄入维生素D补充剂和多晒太阳来补充维生素D。

● **B族维生素。**7～12岁孩子对B族维生素的需要量与对热能的需要量成正比，即每摄入的1000千卡（4186千焦）的能量中应含有0.6毫克维生素B_1、0.5毫克维生素B_2和6毫克烟酸。B族维生素多存在于新鲜的蔬菜、水果、谷类食物，以及动物性食物中。所以，7～12岁孩子应多摄入动物内脏和瘦肉、蛋类、奶类、谷类及新鲜绿叶蔬菜、水果。

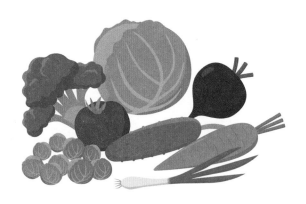

养护孩子脾胃的良方

孩子脾胃和，才能身体棒。作为孩子的营养师和调理师，家长有必要掌握一些养护孩子脾胃的良方，为孩子的健康成长保驾护航。

让孩子爱上蔬菜

不爱吃蔬菜是很多孩子的共性。家长如果任其发展，不仅会让孩子养成挑食的习惯，也不利于孩子摄入全面的营养。想让孩子爱上蔬菜，家长不妨试试以下妙招。

①在烹饪上下功夫。例如，将孩子的食物摆成他们喜欢的卡通造型，就可以吸引孩子吃下菠菜。

②将蔬菜做成羹、馅料或者汁，化整为零，让孩子在不知不自觉中吃下去。

③用营养成分类似的其他蔬菜来代替孩子不喜欢的蔬菜。例如，对于不喜欢吃胡萝卜的孩子，家长可以准备西红柿，实现营养成分的互补。

不要让孩子养成重口味的习惯

重口味并不局限于重辣、重油，高盐、高糖、高能量的食物也属于重口味范畴。儿童时期形成的食物口味偏好，可以持续到成年期，且很难纠正。孩子若习惯重口味饮食，就会增加发生肥胖、血脂异常、心脑血管疾病、糖尿病和骨质疏松症等疾病的风险。此外，高糖零食还是引发龋齿的危险因素。

在孩子刚接触食物时，家长就要有意识地选择一些无添加、相对清淡的食物来喂养孩子，抓住孩子口味养成的关键期。家长要引导孩子养成饭后用清水漱口的习惯。如果孩子已经出现口味变重的倾向，家长要及时调整家庭饮食，如减少调味料的使用，培养孩子少吃或不吃重口味食物的习惯。让孩子习惯清淡饮食，减少肠胃负担，才能让孩子的脾胃不受伤害。

选在两餐之间进食水果

新鲜的水果富含多种维生素和矿物质，是孩子每天必不可少的食物。但如果进食的时间不对，就会伤到孩子的脾胃。虽然大部分水果是可以空腹食用的，但空腹食用某些水果，如西瓜、香蕉等，有可能引起腹泻，伤害脾胃；饭后胃部饱胀，此时吃水果，会让胃动力减弱，还有可能造成积食。因此，孩子进食水果要选在两餐之间，也就是饭后两小时左右。此时胃中的食物已经被消化掉大部分，进食水果后产生的果酸可以促进剩余食物的消化，也能减少身体的虚亏。

需要提醒家长的是，不要因为两餐之间适合孩子吃水果，就让孩子大量进食水果，对于所有的食物的摄入都要遵守不过量、不贪吃的原则，否则会加重孩子的消化负担。

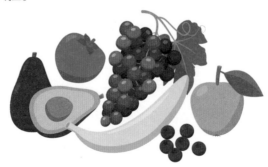

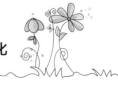

拒绝快餐

很多孩子喜欢吃炸鸡翅、汉堡、薯条等快餐，有些家长认为孩子爱吃，自己也不用动手制作，两全其美。殊不知，这样的快餐对孩子的健康危害特别大。快餐的能量、营养配比严重不合理，吃多了就会造成孩子肥胖、体内营养缺失等情况。

常做叩齿运动，健脾又养胃

有些家长只知道孩子消化不良、腹胀等问题是脾胃虚弱引起的，却不知孩子的这些问题还与消化液分泌不足有关。食物不能被充分消化，肠胃负担就会加重，久而久之就会出现脾胃问题。为了促进孩子分泌消化液，家长可以引导其多做叩齿运动。

上下排牙齿轻轻相互叩击，可以促进孩子牙周内的血液循环，坚固牙齿。有一口好牙才能将食物咀嚼得更充分，消化系统的工作能力才会更强。而且在叩齿的同时，口腔内的唾液分泌也会增多，唾液具有溶解食物、帮助消化和提高免疫力的功能。将分泌出的唾液咽下，有利于胃"腐蚀软化食物"和脾"运化、生津"，最终达到健脾养胃的目的。

叩齿宜在早晨起床后或晚上临睡时进行，贵在坚持。叩齿的力度和次数要适度增加。孩子如果处于换牙期或者感到口腔不适，就要暂停叩齿运动，以免影响换牙或加重口腔不适。

叩齿运动的具体步骤

● 口唇轻闭，上下门牙、左侧上下牙齿和右侧上下牙齿各叩击9次，最后重新叩击上下门牙9次。

● 舌头沿着顺时针方向在上下牙龈、牙面处来回搅动9次后，再沿着逆时针方向来回搅动9次。

● 感到唾液增多时，用舌头抵住上颚聚集唾液，鼓腮用唾液含漱多次，然后将唾液分3次咽下。

● 放松身心，集中精神，调匀呼吸，鼻吸口呼，轻吐三口气。

掌握一天养脾胃的八个关键

孩子的脾胃问题不仅与饮食有关，也与休息、运动等方面有关。家长可以抓住以下八个关键养出孩子的好脾胃。

● 关键一：补充水分。晨起洗漱完毕后，给孩子喝一杯温开水，既可以补充夜晚流失的水分，又可以促进肠胃蠕动，还可以帮助肠胃做好迎接早餐的准备。

● 关键二：吃好早餐。早餐吃得过少、过于单一或不吃会让孩子在上午的后半段出现饥饿感、注意力不集中等情况。因此，家长不仅要让孩子吃早餐，还要保证早餐的多样化和质量。合理的早餐应至少包括谷薯类、肉蛋类、奶豆类和果蔬类中的三类，以满足孩子需要的脂肪、蛋白质、维生素、矿物质、膳食纤维等营养素。

● 关键三：午后休息。孩子的午餐时间要定时，尽量让孩子在12点的时候进食午餐；孩子的午餐要尽量丰盛；孩子吃完饭后不要做剧烈运动，以保证血液流向胃肠道，使其正常工作，也不要立即午睡，以免引起腹胀。

● 关键四：拒绝二手烟。二手烟会伤害每一个人，特别是孩子。空气中弥漫的二手烟被孩子吸进体内后，会使血管收缩，胃的保护能力变差。

● 关键五：加餐养胃。下午4点加餐具有保护肠胃的功效，家长可以适当

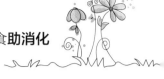

给孩子补充一些坚果、水果。如果此时加餐，家长就要注意孩子晚餐时的进食量，以免晚餐过饱给肠胃带来负担或导致脂肪堆积。

● 关键六：餐后站立。孩子如果有胃食管反流现象，就不要在餐后立即躺下或坐下，可以选择站立0.5小时，但不要做剧烈活动，以免引起肠胃不适。

● 关键七：餐后轻缓运动。餐后1小时是脂肪容易堆积的时候，家长尽量不要让孩子久坐不动，可以一起进行散步等轻缓运动，加快肠胃蠕动，促进食物消化。

● 关键八：空腹入睡。晚上睡觉前，家长尽量不要再让孩子进食，即便是睡前牛奶也不适合所有孩子。睡前吃东西会刺激胃酸和胆汁分泌，加重孩子的脾胃负担。

经常活动脚趾，强健脾胃

孩子脾胃虚弱，经常受小病痛侵袭，让家长满是心疼和着急，其实保护好孩子的脾胃，病痛自然会远离孩子。家长可以经常帮孩子活动脚趾，简单实用，并且有强健脾胃的功效。

为什么活动脚趾，就能强健脾胃呢？古时医书中就有记载，脾经"起于大趾之端"，胃经的三条支脉则分别"入中趾内间""入中趾外间""入大趾间"。也就是说，脾胃二经的循行路线都经过脚趾，经常活动孩子的脚趾，也就是变相按摩脾胃二经。脾胃二经通畅了，脾胃的功能自然也就变好了。当然，活动脚趾有一定的方法，常见且效果比较好的方法主要有以下三种。

方法一：按摩脚趾

晚上孩子洗脚后，家长可以帮助其按摩脚趾，每日1次，每次10分钟左右为宜。

● 从脚趾向脚掌的方向进行按摩，适合脾胃虚弱、腹泻的孩子。

● 从脚掌向脚趾的方向进行按摩，可增强胃动力、清胃火，适合消化不良、口臭及便秘的孩子。

方法二：脚趾抓地或抓鞋底

年龄稍大的孩子可独立完成此方法，每日2～3次，每次5分钟。

孩子光脚或穿柔软的平底鞋，保持站姿或坐姿，两脚放平，脚掌紧贴地面，用脚趾抓地或抓鞋底。

方法三：脚趾取物

脚趾所取之物应圆滑，没有棱角或尖刺，以免伤到孩子的脚趾，纽扣、笔帽等较为合适。此方法没有时间限制，重在坚持。

孩子保持坐姿，将第2、3脚趾尽量分开，夹取东西，可强健脾胃。

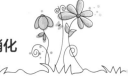

孩子四季如何养脾胃

中医认为，人体的五脏对应自然界的四季：春季养肝，夏季养心，秋季养肺，冬季养肾，四季养脾胃。足见脾胃保健的重要性。下面详细介绍对于孩子，四季应如何养脾胃。

春季营养补充需跟上

春季是孩子生长发育加速的季节。生长越快，所需要的营养也越多，这对脾胃虚弱的孩子来说是一种挑战，所以家长要注意给孩子调理脾胃。

冬季，孩子容易缺钙，加之春季生长发育加速，孩子的需钙量有所增加，家长在饮食上应给孩子多选用含钙量丰富的食品，如牛奶、豆制品、鱼、虾、芝麻等。虾皮是"储钙的仓库"，家长可将虾皮放入汤中或做成菜包子馅。

孩子生长发育加速，对优质蛋白的需求也会随之增加，可多食用鸡蛋、鱼、虾、鸡肉、牛肉、豆制品、小米、红豆等。此时如果缺乏不饱和脂肪酸，将大大影响孩子的智力发育，所以家长应给孩子多提供些富含不饱和脂肪酸的食品，如核桃、茶油、橄榄油、芝麻、鱼等。鱼肉鲜美，含有丰富的"脑黄金"，可采用清蒸或清炖的烹饪方法。

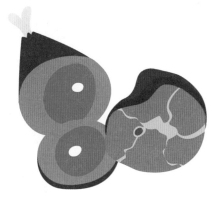

值得注意的是，春季天气由冷转暖，阳气上升，孩子容易上火，

因此要忌食燥热食物，如羊肉、狗肉、炸鸡等。一些辛辣食物，如辣椒、胡椒、姜、葱、蒜等也要少吃。巧克力、果脯也是易产生内热的食物，应在忌食之列。对于一些患有湿疹、哮喘、过敏性鼻炎等过敏性疾病的孩子而言，春季也是疾病的多发季节。因此，这类孩子要慎吃富含组氨酸的食物。

夏季饮食需注意

夏季消暑免不了要食用冰激凌、冰西瓜等，但专家表示，夏季经常吃冷食和喝冷饮易伤脾胃，易导致食欲缺乏。因此，家长在夏季应注意控制孩子的饮食。

草莓、杧果、樱桃及生西红柿等很容易伤脾，所以12岁以下的孩子须减少对这些食物的摄入，否则，可能会引起皮疹，如果孩子的免疫力本身就比较低，还可能造成不明原因的发热、感冒等。

甜食、凉食能少吃就少吃，包括奶油、巧克力等在内的食物都是容易伤脾的。

纠正孩子偏肉类的饮食行为。有的孩子喜欢吃肉，但夏季会使人的脾胃功能变弱，再一如既往地吃肉会出现积食。所以，孩子在夏季要少吃肉，多吃蔬菜。

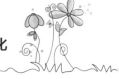

秋季进补很重要

秋季是孩子身高和体重迅速增长的季节，孩子对营养物质的需要量较大，于是不少家长本着"秋补"的原则，开始给孩子吃大鱼大肉，结果不少孩子却患上腹泻，变得脸色蜡黄。其实，孩子的消化和吸收功能尚未完全成熟，如果采用成人的进补方法，易发生各种功能紊乱，损伤脾胃，影响对正常营养物质的吸收。

中医认为，孩子的秋补重点不在于"补"，而在于助力脏器功能的运转。孩子有"两有余三不足"现象。"两有余"，指的是孩子心、肝过旺；"三不足"，指的是孩子肺不足易外感风寒，脾不足易消化不良，肾气不足易抵抗力不够。在"三不足"中，孩子以脾不足易消化不良较为多见。因此，家长可以选择一些药食两用的健脾食材煲汤煲粥，如山药、莲子、芡实、麦芽、陈皮、山楂等。

进入秋季后，家长要让孩子保持良好的生活规律，少看电视，少玩游戏，早点入睡；要养成良好的饮食习惯，少吃冷饮，少喝饮料，多喝粥；在感冒潜伏期（轻感冒）时，多饮水，清淡饮食，口服维生素C，洗热水澡，保持充足睡眠等。

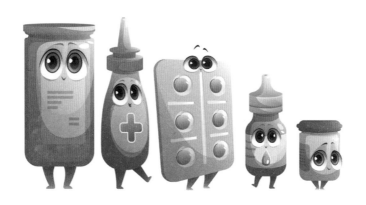

脾胃虚弱、偏内寒的孩子，要养成吃热食的习惯，不可过多食用酸奶，以免破坏肠道酸碱平衡；可以多吃山药、芋头、南瓜、薏米，少吃油腻生冷之物。此外，家长可以用艾条灸孩子的神阙穴，因为艾灸具有补气温阳、温经通络、消瘀散结、补中益气的作用。脾胃虚弱、偏内热的孩子，要少吃干燥、油炸、辛辣食物，不过量食用流质蛋白，如牛奶；多吃南瓜、胡萝卜、海带等食物。

家长要切记，不可因孩子大便干燥而给其服用过多寒凉类药物。

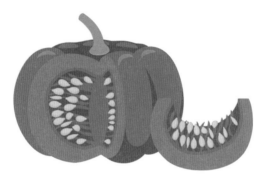

冬季要暖脾胃

有的家长觉得冬季寒冷，应该食补，于是在孩子的菜单上增加一些肥腻、辛辣的食物。其实不必这样，清淡、易消化的当季食物是最适合孩子的。例如，冬天出产的胡萝卜含有丰富的胡萝卜素，能保护孩子的呼吸道和消化道，增强孩子对病毒的抵抗力。有的孩子不爱吃素炒胡萝卜丝，家长可以将胡萝卜做成胡萝卜丸子、胡萝卜包子等。烹调方法也要注意，少用油煎、油炸等方法，多做汤和羹。

冬季膳食安排的总原则是均衡营养和适合孩子的生理、心理特点。首先，饮食要能满足孩子生长发育所需的一切营养素，且各营养素之间有正确的比值关系，蛋白质、脂肪、碳水化合物各占10%～15%、25%～35%、

50%～60%，动物性及豆类蛋白质不少于蛋白质总量的50%。其次，三餐的间隔时间及食物数量的分配应合理，一般两餐之间的间隔以3.5～4小时为宜，晚餐宜清淡，早、午餐要丰盛。每日膳食中应有一定量的牛奶或相应的奶制品，适量的肉、禽、鱼、蛋、豆类，以供给优质蛋白质。冬季营养打好基础，孩子才能长得高、长得壮，智力也能发育得更好。

　　除了上面提到的几点以外，家长还可以通过推拿按摩、敷贴穴位等外治法增强孩子的肠胃功能。外治法的好处是孩子不必吃药，就可恢复脾胃功能。

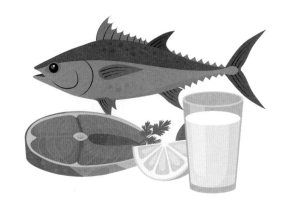

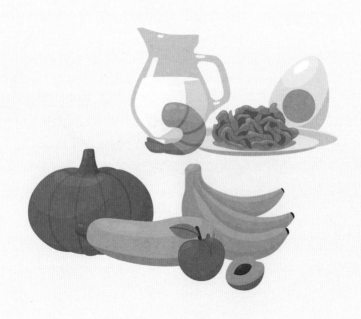

第三章

食物妙用，**预防**积食

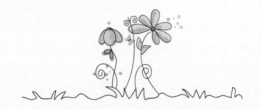

　　家长应为孩子提供健康饮食，合理搭配食物，既要保证孩子的正常能量供给，又要减轻孩子的胃肠道负担，促进消化、预防积食，让孩子的肠胃功能恢复正常。

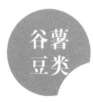

谷薯
豆类

红豆

预防积食和便秘

推荐用量：每餐 50 克

每 100 克所含基础营养素

能量 / 324 千卡（1357 千焦）

碳水化合物 / 63.4 克

蛋白质 / 20.2 克

脂肪 / 0.6 克

膳食纤维 / 7.7 克

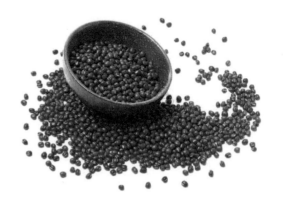

营养功效

红豆含有较多的膳食纤维，可以刺激肠道蠕动，加速粪便排泄，预防积食和便秘。

食用注意

红豆适合煮粥或煲汤，搭配薏米、茯苓、粳米、南瓜、鲫鱼、鲤鱼等健脾利湿的食材，养肠胃的效果更佳。不过红豆较难煮熟，因此煮前可先用水浸泡3～5小时。用浸泡豆子的水煮红豆，更有利于保存其营养素。

选购红豆时应选购豆粒完整、大小均匀、颜色深红、紧实薄皮的红豆。

相宜搭配		
红豆 + 粳米		二者搭配食用，有健脾养胃、补中益气、消积除滞的功效
红豆 + 南瓜		二者搭配食用，有清热解毒、减肥的功效。肥胖型积食的孩子不妨多吃一点

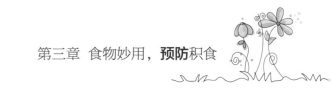

薏米

健脾养胃

推荐用量：每餐 30 克

每 100 克所含基础营养素

能量 / 361 千卡（1512 千焦）

碳水化合物 / 71.1 克

蛋白质 / 12.8 克

脂肪 / 3.3 克

膳食纤维 / 2 克

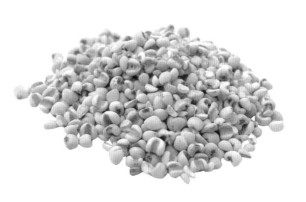

营养功效

薏米，又叫薏苡仁，《本草纲目》中记载其能"健脾益胃，补肺清热，去风胜湿"。薏米还具有一定的排毒功效。薏米是一种对脾、肺都很有益的食材，性质温和，微寒不伤胃，益脾而不滋腻，很适合孩子食用。

食用注意

选购薏米时应选购粒大、饱满、色白、完整的薏米，储藏前要筛除薏米中的粉粒、碎屑，以防生虫或生霉。

相宜搭配		
薏米 + 板栗		二者搭配食用，有健脾利湿、补益脾胃的作用，能预防和缓解积食
薏米 + 红豆		二者搭配食用，尤其是搭配煮粥食用，能利肠胃、消水肿，可有效缓解积食引起的便秘

小米

健脾胃、促消化

推荐用量：每餐 40 克

每 100 克所含基础营养素

能量 / 361 千卡（1151 千焦）

碳水化合物 / 75.1 克

蛋白质 / 9 克

脂肪 / 3.1 克

膳食纤维 / 1.6 克

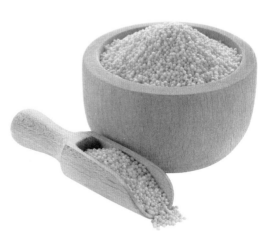

营养功效

常吃小米，可以强健孩子的脾胃，调理积食、厌食的问题。中医认为，黄色食物有健脾益胃的功效，孩子常吃黄色食物可以促进消化。小米含有易于人体消化吸收的淀粉，可帮助孩子吸收营养素，还具有防止反胃、呕吐的作用。脾虚、消化不好的孩子，可以取小米煮粥食用。

食用注意

小米等谷类中缺乏赖氨酸，而豆类赖氨酸含量较高，二者搭配食用可实现蛋白质的互补，提高营养价值。

选购小米时应选购新小米。新小米颜色微黄、色泽鲜艳，无异味。

相宜搭配		
小米 + 红糖		二者搭配食用，可补益气血、调理肠胃
小米 + 鸡肝		二者搭配食用，有健脾养胃、养心安神的作用，治疗孩子因脾胃虚弱引起的消化不良效果很好

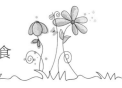

黑米

促进消化吸收

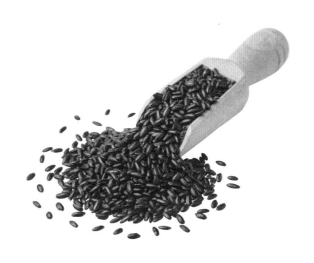

推荐用量：每餐 50 克

每 100 克所含基础营养素

能量 / 341 千卡（1427 千焦）

碳水化合物 / 72.2 克

蛋白质 / 9.4 克

脂肪 / 2.5 克

膳食纤维 / 3.9 克

营养功效

黑米富含碳水化合物和膳食纤维，碳水化合物是人体能量的主要来源，其中的糖蛋白有润滑作用，能减轻胃部负担，促进消化吸收；膳食纤维可促进肠道蠕动，有利于排便。

食用注意

黑米适合煮粥，煮粥前先浸泡 3~5 小时，这样不但容易煮烂，而且有利于营养素溶出；在淘洗黑米时不要用手揉搓，以免营养素流失。

选购黑米时应选购优质的黑米。优质的黑米粒大饱满、黏性强、富有光泽，很少有碎米或爆腰（米粒上有裂纹），不含杂质或虫蛀。

相宜搭配		
黑米 + 莲子		二者搭配食用，可达到滋阴润肺、滋补脾胃的功效
黑米 + 黑芝麻		二者均有滋补肝肾、润发养颜的功效，搭配食用能乌发、润肤、补脑益智、补血

芡实

补脾止泻

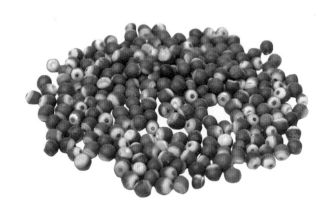

推荐用量：每餐 30 克

每 100 克所含基础营养素

能量 / 145 千卡（605 千焦）

碳水化合物 / 31.5 克

蛋白质 / 4.4 克

脂肪 / 0.2 克

膳食纤维 / 0.4 克

营养功效

芡实性平、味甘涩，入脾、肾二经，有补中益气、滋养强身、补脾止泻之功效。它具有"补而不峻""防燥不腻"的特点，是秋天进补的首选食品，适宜体弱和消化不良者食用。

食用注意

芡实宜用慢火炖煮至烂熟，宜细嚼慢咽，不宜多食。芡实与莲子、山药、白扁豆等食物一同食用，健脾利湿功效会更好。芡实性涩滞气，平时大便干燥、产妇、婴儿及腹胀者忌食。

相宜搭配		
芡实 + 猪瘦肉		二者搭配食用，有补中益气、滋养强身、滋阴润燥的功效，能缓解孩子消化不良的症状
芡实 + 花生		二者搭配食用，有调补脾胃、益气养血的功效

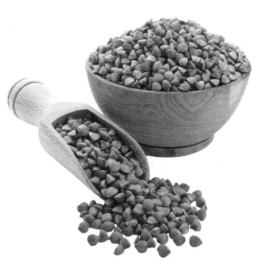

荞麦

荞麦、消积

推荐用量：每餐 40 克

每 100 克所含基础营养素

能量 / 337 千卡（1410 千焦）

碳水化合物 / 73 克

蛋白质 / 9.3 克

脂肪 / 2.3 克

膳食纤维 / 6.5 克

营养功效

荞麦性凉、味甘，入脾、胃、大肠三经，有健胃、消积、止汗的作用。荞麦中的膳食纤维含量很高，能刺激肠道蠕动，加速粪便排泄，预防便秘；对胃痛、胃胀、消化不良、食欲缺乏、肠胃积滞、慢性泄泻等病症有明显的食疗作用。

食用注意

荞麦可与大米、桂圆、香菇、萝卜等食材同煮，对肠胃不好的人有食疗作用。与颗粒状的荞麦相比，荞麦粉更容易烹调。可以用荞麦粉与鸡蛋、水搅成面糊，做成煎饼，搭配多种蔬菜和肉类等一起吃，增加食物的丰富程度，还可以把荞麦粉制成面条、烙饼、面包、糕点、凉粉和灌肠等风味食品。

相宜搭配		
荞麦 + 蜂蜜		二者搭配食用，可防止便秘
荞麦 + 牛肉		二者搭配食用，有补脾健胃、补充优质蛋白质的功效

燕麦

促进新陈代谢、预防便秘

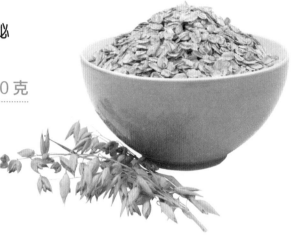

推荐用量：每餐 50 ~ 100 克

每 100 克所含基础营养素

热量 / 338 千卡（1433 千焦）

碳水化合物 / 77.4 克

蛋白质 / 10.1 克

脂肪 / 8.6 克

膳食纤维 / 6 克

营养功效

燕麦性温平、味甘，无毒，入肝、脾、胃三经，有补益脾胃、补虚、止血、敛汗之功效。燕麦具有充足的膳食纤维，易使人产生饱腹感，有利于新陈代谢、促进肠胃蠕动、预防便秘、减轻体重。

食用注意

吃燕麦的时候千万不要加糖，也不要因为吃燕麦粥或燕麦饭而不吃荤素菜肴，否则会造成营养素的缺乏。燕麦营养再高再全面，也不可能代替鱼肉蛋豆制品和各种蔬菜的营养。

相宜搭配		
燕麦 + 牛奶		二者搭配食用，可促进人体对蛋白质、膳食纤维、维生素及多种矿物质的吸收，还能预防和缓解便秘
燕麦 + 南瓜		二者搭配食用，具有益肝和胃、润肠通便等多种功效，对胃热肠燥引起的便秘有缓解作用

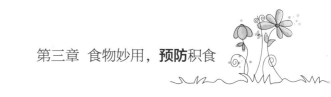

鲜玉米

健脾开胃

推荐用量：每餐 50 ~ 100 克

每 100 克所含基础营养素

热量 / 112 千卡（469 千焦）

碳水化合物 / 22.8 克

蛋白质 / 4 克

脂肪 / 1.2 克

膳食纤维 / 2.9 克

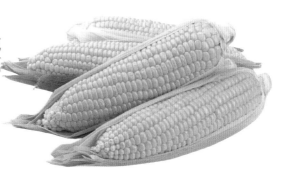

营养功效

　　玉米又被称为"健胃剂"。常喝玉米粥可以强健脾胃。《本草纲目》中记载，玉米"调中开胃"。中医认为，玉米具有健脾利湿、宁心活血等功效。

食用注意

　　玉米粒饱满且用手按有弹性，表明成熟度适中。顶端有小凹坑，表明玉米已经老化。玉米可做成玉米粥、窝头、玉米饼，适当加点小苏打，可使玉米中的烟酸更易被人体吸收、利用，但是不宜添加过多小苏打，否则容易损失玉米中的B族维生素。

相宜搭配		
玉米 + 甜椒		二者搭配食用，可开胃消食，有效缓解便秘、积食等症状
玉米 + 胡萝卜		二者搭配食用，可健脾养胃，预防消化不良

黄豆

增强脾胃功能、促进食欲

推荐用量：每餐 30 克

每 100 克所含基础营养素

能量 / 390 千卡（1631 千焦）

碳水化合物 / 34.2 克

蛋白质 / 35 克

脂肪 / 16 克

膳食纤维 / 15.5 克

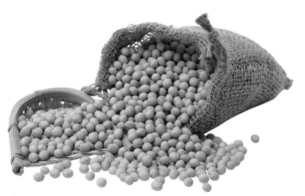

营养功效

李时珍提出："豆有五色，各治五脏。"黄色食物多入脾，所以黄豆是滋补脾胃的佳品，有助于补益脾气。脾胃虚弱的孩子适当吃些黄豆，能够增强脾胃功能，缓解食欲缺乏的症状，增长气力。

食用注意

黄豆有一种豆腥味儿，令很多孩子不喜欢。家长在炒黄豆时，滴几滴黄酒，再放入少许盐，可以去豆腥味儿。

挑选黄豆时要挑颗粒饱满、有沉甸感、质地坚硬、饱满均匀、颜色润泽光亮、无破损、无虫害、无霉变的黄豆。

相宜搭配		
黄豆 + 香菜		二者搭配食用，有健脾宽中、祛风解毒的功效
黄豆 + 胡萝卜		二者搭配食用，可预防便秘、提高免疫力

绿豆

预防便秘、积食

推荐用量：每餐 50 克

每 100 克所含基础营养素

能量 / 329 千卡（1376 千焦）

碳水化合物 / 62 克

蛋白质 / 21.6 克

脂肪 / 0.8 克

膳食纤维 / 6.4 克

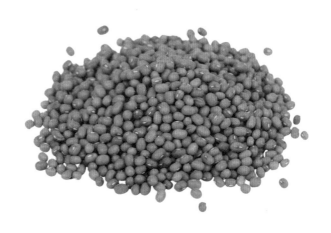

营养功效

绿豆富含膳食纤维，而膳食纤维是很好的大肠清道夫，能刺激肠道蠕动，加速粪便排泄，预防便秘、积食。绿豆富含蛋白质、脂肪、碳水化合物等，尤其适合出现食欲缺乏、便秘等症状的孩子食用。

食用注意

煮前浸泡，可缩短煮熟绿豆的时间。用绿豆生成绿豆芽，味道更清香、鲜美。服温补药物时不宜食用绿豆。绿豆忌用铁锅煮，因为绿豆中含有鞣酸，在高温条件下遇铁会生成黑色的鞣酸，对人体有害。

相宜搭配

绿豆 + 南瓜		南瓜富含维生素，有软化纤维的作用；绿豆有解毒清心的功效。二者同食可消暑止渴、预防便秘
绿豆 + 大米		二者搭配食用，可达到清热解毒、增强食欲的效果

豆腐

增进食欲、清热润燥

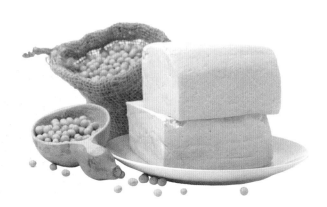

推荐用量：每餐 150 克

每 100 克所含基础营养素

能量 / 84 千卡（351 千焦）

碳水化合物 / 3.4 克

蛋白质 / 6.6 克

脂肪 / 5.3 克

膳食纤维 / 0.4 克

营养功效

豆腐营养极高，含铁、镁、钾、烟酸、铜、钙、锌、磷、叶酸、维生素B_1、卵磷脂和维生素B_6。豆腐有益于消化吸收、增进食欲、清热润燥、清洁肠胃，适合口臭口渴、积食者食用。

食用注意

豆腐下锅前，在开水中浸泡十几分钟，便可除去卤水味，这样做出的菜豆腐味美香甜。

豆腐本身略带黄色，有弹性。优质豆腐切面比较整齐，无杂质，不易散碎。

相宜搭配		
豆腐 + 鱼		豆腐富含优质蛋白质，鱼也富含优质蛋白质，二者同食有补钙的功效
豆腐 + 韭菜		豆腐助消化，韭菜润肠通便，二者同食可治疗便秘

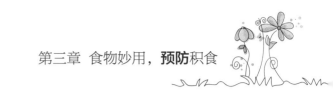

山药

健脾、补肺

推荐用量： 每餐 80 ~ 100 克

每 100 克所含基础营养素

能量 / 57 千卡（240 千焦）

碳水化合物 / 12.4 克

蛋白质 / 1.9 克

脂肪 / 0.2 克

膳食纤维 / 0.8 克

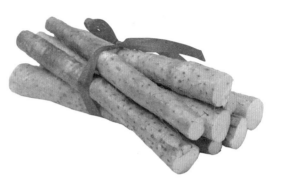

营养功效

　　山药具有健脾、补肺、固肾的功效，是药食两用之物。《神农本草经》将山药列为上品，称其"味甘性平，补虚羸，除寒热邪气，补中，益气力，长肌肉"。可经常给孩子吃山药。

食用注意

　　山药既可以用来炒菜，也可以制成糕点，给孩子食用。

　　鲜山药含淀粉较多，挑选时，要用手掂一掂轻重，大小相同的山药，较重的更好。同时，注意观察山药的表面，不要有明显的斑痕（烂斑、虫斑、伤斑）。

相宜搭配		
山药 + 蜂蜜		二者搭配食用，可补脾健胃、预防便秘和消化不良
山药 + 大米		二者搭配食用，可开胃消食，适合脾胃虚寒、食欲不佳的孩子食用

土豆

调理孩子习惯性便秘

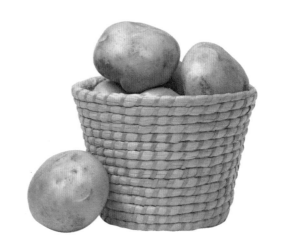

推荐用量：每餐 70 克

每 100 克所含基础营养素

能量 / 81 千卡（343 千焦）

碳水化合物 / 17.8 克

蛋白质 / 2.6 克

脂肪 / 0.2 克

膳食纤维 / 1.1 克

营养功效

土豆补益胃气的功能突出，对调理孩子习惯性便秘很有益处。土豆含有丰富的维生素及钙、钾等元素，且易于消化吸收，营养丰富，是孩子营养辅食的不二之选。

食用注意

土豆以个头中等偏大，质地坚硬，表皮光滑，无损伤、热伤、冻伤为佳。忌食发芽、变绿或未成熟的土豆，因为这样的土豆均含过量龙葵碱，易引起中毒。

相宜搭配		
土豆 + 油菜		二者搭配食用，有健脾和胃、通利大便的功效，可调理孩子的习惯性便秘
土豆 + 醋		二者搭配食用，可健脾开胃、促进消化、保护孩子的脾胃

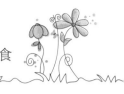

包菜

润肠通便

推荐用量：每餐 70 克

每 100 克所含基础营养素

能量 / 24 千卡（101 千焦）

碳水化合物 / 4.6 克

蛋白质 / 1.5 克

脂肪 / 0.2 克

膳食纤维 / 1 克

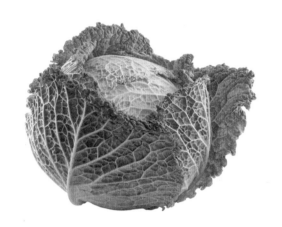

营养功效

包菜中含有少量的功能性低聚糖——棉子糖，棉子糖不为人体胃肠道消化，可直达大肠为双歧杆菌分解利用，从而起到增殖双歧杆菌、润肠通便、抑制毒素产生的作用。

食用注意

包菜宜凉拌食用，也可榨汁，均能很好地保留其营养成分。

炒食包菜宜大火快炒，以免其中的维生素遭到破坏；若用来煲汤，包菜也要在关火前放入，烫熟即可。

相宜搭配		
包菜 + 西红柿		二者搭配食用，可开胃、益气生津，对食欲缺乏、身体疲乏、心烦口渴等症状有不错的食疗效果
包菜 + 木耳		包菜能预防胃溃疡，木耳可排毒、清洁肠道，二者同食可保持胃肠道健康

西蓝花

促进肠道蠕动、防治便秘

推荐用量：每餐 100 克

每 100 克所含基础营养素

能量 / 27 千卡（111 千焦）

碳水化合物 / 3.7 克

蛋白质 / 3.5 克

脂肪 / 0.6 克

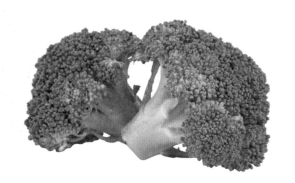

营养功效

西蓝花中的纤维素能减少肠道对胆固醇的吸收，并促进肠道蠕动，防治便秘。长期食用西蓝花可以降低乳腺癌、直肠癌、胃癌的发生率。

食用注意

西蓝花宜焯水后凉拌或者快炒。西蓝花焯水后，宜放入凉开水内过凉，再捞出沥净。烹饪的时间也不宜过长，否则会损失营养。

相宜搭配		
西蓝花 + 胡萝卜		西蓝花和胡萝卜均富含胡萝卜素，二者同食可预防消化系统疾病
西蓝花 + 洋葱		二者搭配食用，能补脾养胃、预防积食和便秘

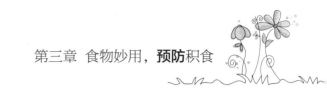

荷兰豆
调和脾胃、利肠道

推荐用量： 每餐 70 克

每 100 克所含基础营养素

能量 / 30 千卡（123 千焦）

碳水化合物 / 4.9 克

蛋白质 / 2.5 克

脂肪 / 0.3 克

膳食纤维 / 1.4 克

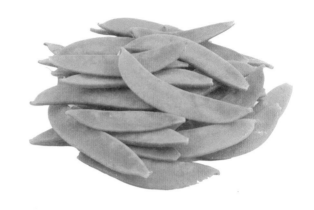

营养功效

荷兰豆具有调和脾胃、利肠道的功效，其富含的膳食纤维能刺激肠道蠕动，促使排便。

食用注意

荷兰豆以颜色新鲜、嫩绿为佳。荷兰豆不宜长期大量食用，必须完全煮熟后才可以食用。

相宜搭配		
荷兰豆 + 莲藕		二者搭配食用，可达到健脾开胃、通便止泻的功效
荷兰豆 + 魔芋		荷兰豆有调和脾胃、利肠利水的功效，魔芋有解毒消肿、宽肠通便的功效，二者同食可达到润肠通便的功效

冬瓜

利尿、刺激肠胃蠕动

推荐用量：每餐 100 克

每 100 克所含基础营养素

能量 / 10 千卡（43 千焦）

碳水化合物 / 2.4 克

蛋白质 / 0.3 克

脂肪 / 0.2 克

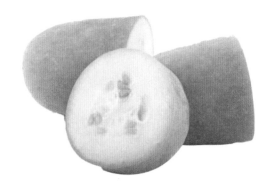

营养功效

冬瓜肉和冬瓜皮能刺激肠胃蠕动，使肠道里积存的致癌物质尽快排泄出去，起到预防便秘和肠癌的作用。

食用注意

冬瓜可炒、烧、煨、煲汤、做馅等；冬瓜中加入红糖、冰糖熬制，可清热解暑、清凉降火；冬瓜子晒干食用有清肺化痰的功效。

皮较硬、肉质密、种子呈现黄褐色的冬瓜口感较好。买回来的冬瓜如果吃不完，用一块比较大的保鲜膜贴在切面上，并用手抹紧贴满，可保鲜3~5天。

相宜搭配		
冬瓜 + 鲫鱼		冬瓜有利水的作用，鲫鱼含有丰富的蛋白质，二者搭配煮汤可以辅助治疗低蛋白水肿和一些不明原因的水肿
冬瓜 + 海带		二者都有减脂降压的功效，搭配食用可使其降血压、降血脂的功效倍增

南瓜

健胃消食

推荐用量：每餐 100 克

每 100 克所含基础营养素

能量 / 36 千卡（153 千焦）

碳水化合物 / 8.8 克

蛋白质 / 1.4 克

脂肪 / 0.1 克

膳食纤维 / 2.6 克

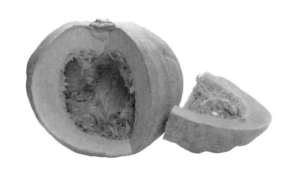

营养功效

南瓜营养丰富，不仅能增强孩子的免疫力，还能促进孩子的生长发育。南瓜是健胃消食的"高手"，其所含的果胶可以保护胃肠道黏膜免受粗糙食物的刺激。

食用注意

南瓜可炒、煮、炖，还可以添加到面粉中制作南瓜饼等小吃。老南瓜口感比较甜，既可以水煮也可以清蒸，既可以做甜点也可以做汤；嫩南瓜口感脆嫩，适合炒菜。由于嫩南瓜皮富含胡萝卜素和多种维生素，因此食用时可不用去皮。购买南瓜时，挑选干净、无损伤、质量相对较大的南瓜。南瓜皮越粗糙、越厚，里面的瓤越甜。

相宜搭配

南瓜 + 粳米		二者搭配食用，对脾气虚弱、营养不良有很好的调理效果
南瓜 + 紫薯		二者搭配食用，可增强食欲、提高抵抗力，适合感冒的孩子食用

莲藕

补脾养胃

推荐用量：每餐 100 克

每 100 克所含基础营养素

能量 / 47 千卡（200 千焦）

碳水化合物 / 11.5 克

蛋白质 / 1.2 克

脂肪 / 0.20 克

膳食纤维 / 2.2 克

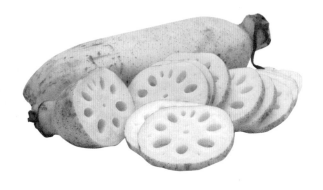

营养功效

莲藕浑身是宝，根、叶、花、果实都可入药，促进孩子脾胃消化。对于脾胃虚弱的孩子来说，秋藕是补养脾胃的佳品。藕粉是由藕加工而成的，含有碳水化合物、蛋白质、多种维生素和矿物质，具有健脾养胃、增强食欲的作用，且容易被消化。

食用注意

鲜嫩的莲藕榨汁饮用或生食，有凉血止血、清热生津、散瘀的功效，可调理孩子烦渴等病症。

老壮的莲藕煮汤、炒食，有健脾开胃、益血生肌、止泻的功效，适合脾胃虚弱、食少腹泻的孩子。

相宜搭配		
莲藕 + 蜂蜜		二者搭配食用，可以去除孩子的胃火，滋阴润肺
莲藕 + 猪肉		二者搭配食用，具有滋阴补血、健脾利胃的功效

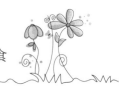

西葫芦

提高免疫力

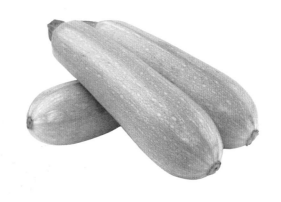

推荐用量：每餐 80 克

每 100 克所含基础营养素

能量 / 19 千卡（79 千焦）

碳水化合物 / 3.8 克

蛋白质 / 0.8 克

脂肪 / 0.2 克

膳食纤维 / 0.6 克

营养功效

西葫芦有清热、除烦止渴、润肺止咳、消肿散结的功效，可用于辅助治疗水肿、腹胀、烦渴等症状。西葫芦中含有一种干扰素诱生剂，可以刺激身体产生干扰素，提高孩子的免疫力，预防肠胃疾病。

食用注意

炒西葫芦片时，将西葫芦片放入炒锅后，立即淋入几滴醋，再加一点西红柿酱，可使西葫芦片脆嫩爽口；西葫芦可炒、做面汤，有消夏祛暑、清热散火的功效，但是烹调时间不宜过长，以免营养损失。

选购西葫芦时应选购表皮光亮、脆嫩且无虫蛀的新鲜西葫芦。

相宜搭配		
西葫芦 + 鸡蛋		西葫芦有润肺止咳的功效，鸡蛋富含蛋白质，二者同食可强身健体
西葫芦 + 洋葱		二者都有提高人体免疫力的功效，故二者搭配食用，会使其提高人体免疫力的作用更显著

茄子
健脾和胃

推荐用量：每餐 100 克

每 100 克所含基础营养素

能量 / 18 千卡（77 千焦）

碳水化合物 / 4.8 克

蛋白质 / 1.1 克

脂肪 / 0.1 克

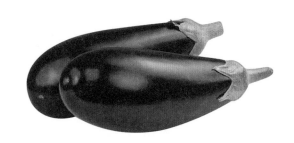

营养功效

　　茄子性寒味甘，入脾、胃、大肠三经，有活血化瘀、清热消肿、健脾和胃、凉血健脑、宽肠通便之功效。

食用注意

　　茄子既可炒、烧、蒸、煮，也可凉拌、做汤，都能烹调出美味可口的菜肴。

　　茄子忌生吃，以免中毒；烹调茄子的温度不宜太高，时间不宜太长，以免损失其营养。

相宜搭配		
茄子 + 猪肉		二者搭配食用，可维持血压正常
茄子 + 牛肉		茄子富含蛋白质、脂肪等多种营养素，牛肉富含优质蛋白质，二者同食可强身健体

西红柿

助消化、防便秘

推荐用量：每餐 100 克

每 100 克所含基础营养素

能量 / 22 千卡（93 千焦）

碳水化合物 / 2.6 克

蛋白质 / 2 克

脂肪 / 0.6 克

膳食纤维 / 0.8 克

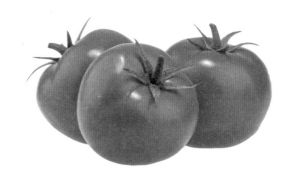

营养功效

西红柿性凉，微寒，入肝、胃、肺三经，具有生津止渴、清热解毒、增进食欲的功效。

食用注意

烹调西红柿时不要久烹久煮，因为番茄红素遇光、热和氧气容易分解，会失去保健作用。选购西红柿时要选颜色粉红、蒂部圆润且带着淡淡青色的西红柿。

相宜搭配

西红柿 + 芹菜		西红柿可健胃消食；芹菜富含纤维素，可通便、降血压。二者同食可防治便秘，特别适合高血压病人食用
西红柿 + 豆腐		西红柿具有生津止渴、健胃消食的作用，与生津润燥、清热解毒的豆腐搭配食用，效果更好

胡萝卜

健脾胃、提高免疫力

推荐用量：每餐 100 克

每 100 克所含基础营养素

能量 / 39 千卡（162 千焦）

碳水化合物 / 8.8 克

蛋白质 / 1 克

脂肪 / 0.2 克

膳食纤维 / 1.1 克

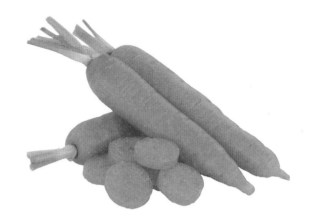

营养功效

胡萝卜中的膳食纤维可刺激肠道蠕动，具有宽肠、通便、防癌的功效；胡萝卜素可清除血液及肠道的游离基，具有排毒、防癌的功效。孩子经常吃胡萝卜有助于健脾胃、提高免疫力。

食用注意

胡萝卜素是一种脂溶性物质，不易被人体消化吸收。烹调胡萝卜时应用食用油烹制。

把胡萝卜剁细，放在肉馅中做成丸子或与其他剁碎的食材做成馅，隐藏在孩子喜欢吃的菜、饺子、包子里面，会增加孩子的食欲。

相宜搭配		
胡萝卜 + 猪肉		胡萝卜中的胡萝卜素为脂溶性维生素，与富含脂肪的肉类食物搭配食用可提高其吸收利用率
胡萝卜 + 菜薹		胡萝卜补中益气、滋养脾胃，菜薹健脾胃、益气血，二者同食，可滋养脾胃、助消化

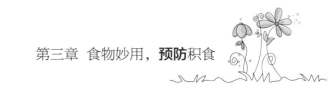

白萝卜

消除胀气、保护肠胃

推荐用量：每餐 60 克

每 100 克所含基础营养素

能量 / 16 千卡（67 千焦）

碳水化合物 / 4 克

蛋白质 / 0.7 克

脂肪 / 0.1 克

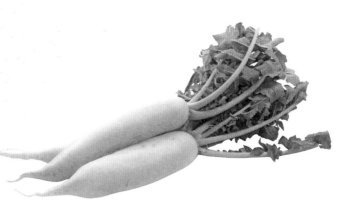

营养功效

白萝卜中的芥子油和膳食纤维能促进肠胃蠕动、增进食欲、帮助消化，改善食欲缺乏和消化不良的症状。白萝卜中的淀粉酶等能分解食物中的淀粉和脂肪，使之得到充分的消化吸收，利于消除胀气、保护肠胃。

食用注意

白萝卜用来炖汤对补养肠胃效果最好，因为长时间地炖煮能使其营养成分较好地析出，还能去其寒性，不会刺激到肠胃。

白萝卜性凉，有辛辣味，对胃黏膜有刺激性，所以不宜生吃。

相宜搭配		
白萝卜 + 鸡肉		鸡肉富含蛋白质，白萝卜中的淀粉酶及多种消化酶可以使蛋白质得到更好的吸收和利用
白萝卜 + 紫菜		白萝卜和紫菜均有清肺止咳的功效，二者同食更利于清肺热、治咳嗽

海带

预防便秘

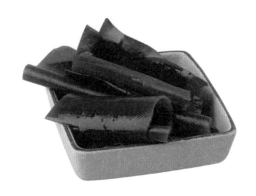

推荐用量：每餐 20 克

每 100 克所含基础营养素

能量 / 13 千卡（55 千焦）

碳水化合物 / 2.1 克

蛋白质 / 1.2 克

脂肪 / 0.1 克

膳食纤维 / 0.5 克

营养功效

海带中的膳食纤维都是可溶性纤维，比一般纤维更容易消化吸收，能够帮助身体顺利排便，预防便秘。海带中的海藻酸钠能够抑制肠道内的致癌菌群，并把残留在肠道内的致癌物质排出体外，起到预防肠癌的作用。

食用注意

食用海带前，应当将其先洗净，再浸泡，然后将浸泡的水和海带一起下锅做汤。这样可避免溶于水中的甘露醇和某些维生素被丢弃，从而保存海带中的营养成分。

选购海带时应选购质厚实、形状宽长、身干燥、色呈黑褐或深绿、边缘无碎裂或黄化现象的优质海带。

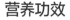 相宜搭配

海带 + 冬瓜		海带可利水消肿、润肠抗癌，冬瓜解热、利尿，二者同食不仅能清热消暑，还有助于瘦身
海带 + 绿豆		海带和绿豆都有降血压、降血脂的作用，二者同食对高血压、高血脂等疾病有较好的食疗作用

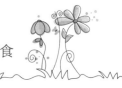

黑木耳

促进肠胃蠕动、预防便秘

推荐用量：每餐 10 克

每 100 克所含基础营养素

能量 / 265 千卡（1107 千焦）

碳水化合物 / 62.6 克

蛋白质 / 12.1 克

脂肪 / 1.5 克

膳食纤维 / 29.9 克

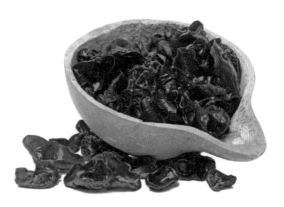

营养功效

黑木耳含有的植物胶质有较强的吸附力，可将残留在人体消化系统内的杂质排出体外，起到清胃涤肠的作用。黑木耳中丰富的膳食纤维能够促进肠胃蠕动，防治便秘。

食用注意

干黑木耳可拌、炒、烩、煲汤、做馅等。鲜木耳有小毒，吃后易引发皮炎，因此不宜食用。

食用干木耳前要用水浸泡，使毒素溶于水。浸泡干木耳时要多换水，以最大限度地除掉有害物质。

选购黑木耳时应选购干燥、朵大适度、朵面乌黑且无光泽、朵背略呈灰白色的黑木耳。

黑木耳 + 竹笋	黑木耳和竹笋中都含有丰富的铁质，二者同食可益气补血，预防缺铁性贫血，还能加快肠胃蠕动，帮助排毒
黑木耳 + 草鱼	二者搭配食用，有健脾养胃、增进食欲的效果

香菇

增强免疫力、预防肠胃疾病

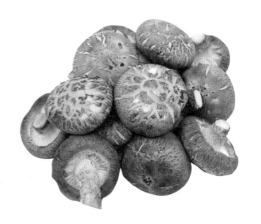

推荐用量：每餐 30 克

每 100 克所含基础营养素

能量 / 26 千卡（107 千焦）

碳水化合物 / 5.2 克

蛋白质 / 2.2 克

脂肪 / 0.3 克

膳食纤维 / 3.3 克

营养功效

香菇中含有的香菇素可增进食欲，有效改善食欲缺乏等症状。香菇富含膳食纤维，能加快肠胃蠕动，防治便秘。

食用注意

干香菇适合做汤，尤其适合炖鸡、炖肉等。烹调前应先用热水适度泡发，释放出鲜味物质，但不要浸泡太久，以免营养流失。泡发香菇的水用来做汤，可利于提升香菇的香味。

选购香菇时应首先鉴别其香味，可用手指压住菇伞，然后边放松边闻。香味纯正、伞背呈黄色或白色的香菇为上品。

相宜搭配		
香菇 + 小米		二者同食可开胃益气，适合消化功能差的孩子食用
香菇 + 菜薹		二者同食可提高免疫力、增强体质，非常适合孩子食用

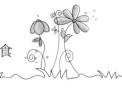

水果
干果

苹果

生津止渴、健脾养胃

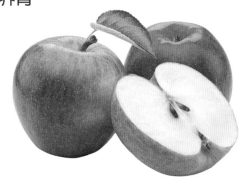

推荐用量：每日 1 ~ 2 个

每 100 克所含基础营养素

能量 / 53 千卡（227 千焦）

碳水化合物 / 13.7 克

蛋白质 / 0.4 克

脂肪 / 0.2 克

膳食纤维 / 1.7 克

营养功效

苹果中的膳食纤维能够促进肠胃蠕动，帮助排便。苹果中的甘酸可以化生阴津，有助于生津止渴，适合因为胃阴不足而感到口渴烦躁、津伤口干的孩子食用。对于脾胃虚弱的孩子来说，苹果是最好的水果，可以常吃。

食用注意

苹果皮上可能会有残留的农药，宜削掉。不要在饭后马上吃苹果，以免影响肠胃对饭菜的消化。

选购苹果时应挑个头适中且果皮光洁、颜色艳丽的苹果。苹果宜放在阴凉处保存，如果装入塑料袋放入冰箱可以保存更长时间。

相宜搭配		
苹果 + 红薯		二者同食可通便排毒、调理便秘
苹果 + 燕麦		苹果中有对孩子生长发育有益的膳食纤维和提高记忆力的锌元素；燕麦能滋润皮肤，还可以避免肥胖。二者同食可健脾养胃

橙子

健脾开胃

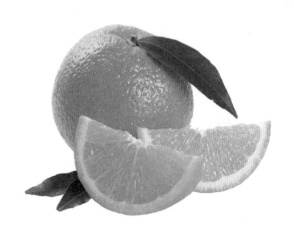

推荐用量：每日 1 个

每 100 克所含基础营养素

能量 / 48 千卡（202 千焦）

碳水化合物 / 11.1 克

蛋白质 / 0.8 克

脂肪 / 0.2 克

膳食纤维 / 0.6 克

营养功效

橙子具有健脾温胃、生津止渴、开胃下气的功效，可辅助治疗食欲缺乏、消化不良等；橙子中所含的膳食纤维素和果胶物质，可促进肠道蠕动，及时排除体内有害物质，具有预防便秘的功效。

食用注意

橙子既可以直接吃，也可以榨汁、做果茶、做沙拉或与其他食物搭配制成菜肴食用。

优质橙子的表皮毛孔较多，手感粗糙。若用白纸擦拭橙子，纸上的颜色不会有变化。新鲜的橙子有弹性。

相宜搭配		
橙子 + 菠菜		维生素 C 有助于提高人体对铁的吸收率，因此富含维生素 C 的橙子与富含铁的菠菜同食，其营养价值会更高
橙子 + 蛋黄酱		橙子中的维生素 C 与蛋黄酱所含的维生素 E 搭配，有助于加快血液循环、护肤、抗癌

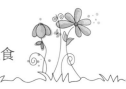

草莓

健脾和胃

推荐用量： 每日 50 ~ 100 克

每 100 克所含基础营养素

能量 / 32 千卡（134 千焦）

碳水化合物 / 7.1 克

蛋白质 / 1 克

脂肪 / 0.2 克

膳食纤维 / 1.1 克

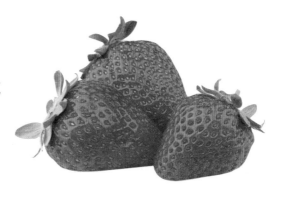

营养功效

中医认为，草莓有润肺生津、健脾和胃的功效。从营养学的角度来说，草莓中的果胶及纤维素，能促进肠胃蠕动、改善便秘。

食用注意

清洗草莓时，要先在冷水中加入1茶勺盐，搅匀，倒入草莓，泡5分钟；再加入1汤匙淀粉，用手轻轻搅拌1分钟；最后用流动的水冲洗干净。

挑选草莓时应该挑选全果鲜红均匀、色泽鲜亮的草莓；不宜选择果实未全红的草莓或果实半红半青的草莓。购买草莓的时候可以用手或纸轻拭草莓表面，如果手上或纸上出现大量的红色，就不要购买。

相宜搭配		
草莓 + 西瓜		二者同食有健脾开胃的功效
草莓 + 豆腐		二者同食可强健脾胃，增强孩子的免疫力

柠檬

开胃消食

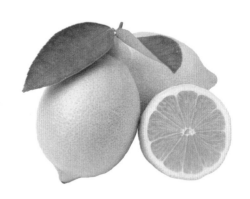

推荐用量：每日 1 ~ 2 个

每 100 克所含基础营养素

能量 / 37 千卡（156 千焦）

碳水化合物 / 6.2 克

蛋白质 / 1.1 克

脂肪 / 1.2 克

膳食纤维 / 1.3 克

营养功效

柠檬味酸甘、性平，入肝、胃二经，富含维生素C、钙、磷、铁、维生素B_1、维生素B_2、烟酸、柠檬酸、苹果酸、橙皮苷、柚皮苷等，能促进胃中蛋白分解酶的分泌，加快肠胃蠕动，适合消化不良、打嗝等人群食用。

食用注意

柠檬可加工成柠檬汁、柠檬果酱、柠檬片、柠檬饼等食品。柠檬可以代替盐，防止水果和蔬菜变色。烹饪有膻腥味的食品时，将柠檬鲜片或柠檬汁在起锅前放入锅中，可去腥除腻。

相宜搭配		
柠檬 + 荸荠		柠檬果皮富含芳香挥发成分，可开胃醒脾；荸荠可生津解渴。二者搭配食用，有生津解渴的功效
柠檬 + 鸡肉		二者搭配食用，可促进食欲

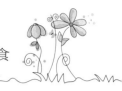

葡萄

健脾和胃

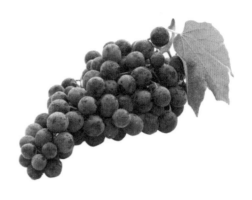

推荐用量：每日 100 克

每 100 克所含基础营养素

能量 / 45 千卡（185 千焦）

碳水化合物 / 10.3 克

蛋白质 / 0.4 克

脂肪 / 0.3 克

膳食纤维 / 1 克

营养功效

葡萄富含的酒石酸可健脾和胃；葡萄籽中的花青素是游离基的天然清除剂，能清除肝、肠、胃、肾内的垃圾，预防多种消化系统疾病。

食用注意

葡萄可直接食用、榨汁、做沙拉、做果酱、做葡萄干、做罐头、酿醋、酿酒等。葡萄制成葡萄干后，糖和铁的含量均会相对增加，是儿童和体虚贫血者的滋补佳品。

清洗葡萄时一定要清洗彻底，先把果粒都摘下来，用清水泡5分钟左右，再逐个清洗。吃葡萄时最好连葡萄皮一块吃下，因为葡萄皮中的营养成分非常丰富，就连葡萄汁也逊色于葡萄皮。

相宜搭配		
葡萄 + 薏米		葡萄有健脾和胃的功效，薏米有利尿除湿的功效，二者同食可达到健脾利湿的功效
葡萄 + 草莓		葡萄和草莓中都含有丰富的铁元素，二者同食可提高人体对铁的吸收率，预防贫血

菠萝

增进食欲、促进消化

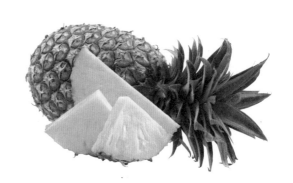

推荐用量： 每日 200 克

每 100 克所含基础营养素

能量 / 44 千卡（182 千焦）

碳水化合物 / 10.8 克

蛋白质 / 0.5 克

脂肪 / 0.1 克

膳食纤维 / 1.3 克

营养功效

　　菠萝的香味能刺激唾液分泌、增进食欲。菠萝中的菠萝蛋白酶在胃中可分解蛋白质，能补充人体内的消化酶，促进消化。菠萝还含有丰富的膳食纤维，能促进肠胃蠕动，对防治便秘有很好的疗效。

食用注意

　　把削好的菠萝切成片并浸泡在淡盐水中就可以去除酸涩味，而且不会引起过敏现象。不要空腹吃菠萝，以免对肠胃造成刺激。

　　菠萝中含有一种菠萝蛋白酶且菠萝性温热，不适合过敏体质的人食用。

相宜搭配		
菠萝 + 木瓜		菠萝有清热解暑、健脾的功效，木瓜有润肺止咳的功效，二者同食可达到健脾清暑、润肺止咳的功效
菠萝 + 猪瘦肉		食用肉类食物后，吃些菠萝，既能开胃顺气、解油腻，又能促进人体对肉类食物中蛋白质的消化吸收

香蕉

保护胃黏膜

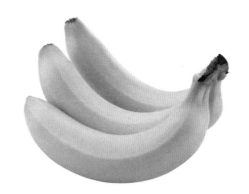

推荐用量： 每日 1 ~ 2 根

每 100 克所含基础营养素

能量 / 93 千卡（389 千焦）

碳水化合物 / 22 克

蛋白质 / 1.4 克

脂肪 / 0.2 克

膳食纤维 / 1.2 克

营养功效

香蕉是碱性食物，能减轻胃酸对胃的刺激，保护胃黏膜。香蕉富含膳食纤维，可促进肠胃蠕动，预防便秘。

食用注意

果皮颜色黄黑泛红，稍带黑斑，表皮有皱纹的香蕉风味最佳。手捏香蕉时有软熟感的香蕉一定是甜香蕉。

相宜搭配		
香蕉 + 川贝母		香蕉有清热解毒、润肠通便的功效，川贝母有润肺滑肠的功效，二者同食有清热生津、润肺滑肠的功效
香蕉 + 燕麦		香蕉和燕麦都有宁心安神的功效，二者同食可改善由于积食引起的睡眠不安、烦躁

木瓜

健脾消食

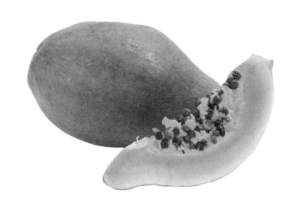

推荐用量： 每日 1 个

每 100 克所含基础营养素

能量 / 30 千卡（128 千焦）

碳水化合物 / 7.2 克

蛋白质 / 0.6 克

膳食纤维 / 0.5 克

营养功效

木瓜中含有木瓜酶，能分解脂肪和蛋白质，加强肠胃的消化吸收功能，具有健脾消食的功效。木瓜富含维生素C，可加速肠胃蠕动，促进消化，能增强胃部的抗病能力，对预防多种消化系统病症有很好的效果。

食用注意

木瓜含有番木瓜碱，对人体有毒，因此不宜多食，更不适合过敏体质的人食用。木瓜成熟时，瓜皮呈黄色，味道清甜。不要选购皮上有黑点的木瓜，因为这样的木瓜已开始变质。木瓜是热带水果，较适合在避光阴凉处保存。

相宜搭配

木瓜 + 猪肉		二者同食可加快肉食分解，减轻肠胃负担
木瓜 + 菠萝		木瓜有润肺止咳的功效，菠萝有清热解暑、健脾的功效，二者同食可健脾清暑、润肺止咳

桂圆

健脾胃

推荐用量：每日 100 克

每 100 克所含基础营养素

能量 / 71 千卡（298 千焦）

碳水化合物 / 16.6 克

蛋白质 / 1.2 克

脂肪 / 0.1 克

膳食纤维 / 0.4 克

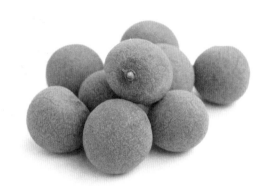

营养功效

桂圆含有多种维生素、矿物质、蛋白质、果糖、胆碱等营养元素，有补心脾、益气血、健脾胃的功效，对脾胃虚寒、体虚、头昏等症状有良好的食疗作用。

食用注意

桂圆既可直接食用，也可晒干后以泡茶、炖汤等方式食用，有补血安神、健脑益智、补养心脾的功效。

鲜桂圆可以放入冰箱冷藏，但保存时间不宜过长，并且要控制好温度，确保温度不能过低。

相宜搭配		
桂圆 + 大米		二者同食有补血安神、补养心脾的功效，对病后需要调养及体质虚弱的孩子有益
桂圆 + 莲子		桂圆有补血安神、补养心脾的功效，莲子有养心安神的功效，二者同食可养心安神

山楂

健胃消食

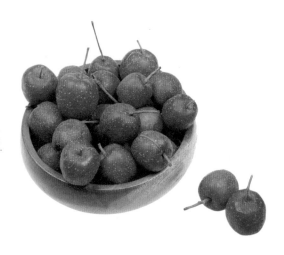

推荐用量：每日 30 ～ 50 克

每 100 克所含基础营养素

能量 / 102 千卡（425 千焦）

碳水化合物 / 25.1 克

蛋白质 / 0.5 克

脂肪 / 0.6 克

膳食纤维 / 3.1 克

营养功效

　　山楂是开胃佳品。李时珍说山楂"化饮食，消肉积"，又说"凡脾弱食物不克化，胸腹酸刺胀闷者，于每食后嚼二三枚，绝佳"。因脾弱消化不好而易出现腹胀的人，在每次饭后吃2～3枚山楂，效果很好。经常吃山楂，可以缓解由脾胃虚弱引起的消化不良、厌食等症状。

食用注意

　　山楂既可泡水、泡茶饮用，也可炖汤、煎煮食用。

　　新鲜成熟的山楂外表呈深红色，鲜亮而有光泽；果实丰满、圆鼓并且叶梗新鲜。山楂宜低温储存。

相宜搭配		
山楂 + 核桃		二者搭配食用，可使其消食化积、促进胃消化酶分泌的效果更佳
山楂 + 芹菜		山楂有消食化积、活血化瘀的功效，芹菜有通便、润肠的功效，二者同食可活血、消食、通便

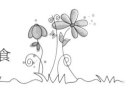

红枣

补脾养血

推荐用量：每日 10 克

每 100 克所含基础营养素

能量 / 276 千卡（1155 千焦）

碳水化合物 / 67.8 克

蛋白质 / 3.2 克

脂肪 / 0.5 克

膳食纤维 / 6.2 克

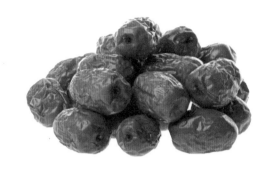

营养功效

中医认为，脾胃为气血生化之源，红枣有补益脾胃的作用，对化生气血有帮助。红枣含有蛋白质、脂肪、糖类、有机酸、维生素A、维生素C、钙等多种营养成分，且膳食纤维含量丰富，可以刺激肠胃蠕动，加快粪便在肠内的运行速度，使致癌物质与结肠黏膜的接触时间减少，从而达到预防结肠癌的目的。

食用注意

红枣可直接吃、泡水、做馅、做糕点、做茶、熬粥、炖汤。红枣泡水，有养肝排毒的功效；红枣熬粥，有止咳润肺的功效。

相宜搭配		
红枣 + 大米		二者同食，可益气血、健脾胃，改善血液循环
红枣 + 莲子		二者同食，可温补脾胃、促进消化

莲子

养心神、健脾胃

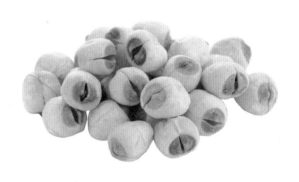

推荐用量：每日 20 克

每 100 克所含基础营养素

能量 / 350 千卡（1463 千焦）

碳水化合物 / 67.2 克

蛋白质 / 17.2 克

脂肪 / 2 克

膳食纤维 / 3 克

营养功效

莲子含有丰富的蛋白质、脂肪和碳水化合物，有养心神、益肾气、健脾胃、涩大肠的功效，对于脾胃虚弱、胃虚不欲饮食、慢性腹泻等症状有食疗作用。

食用注意

莲子既可生吃，也可煮粥、炖汤。煮粥、炖汤时，可将莲子提前浸泡，以增加口感和减少烹调时间。

莲子以饱满圆润、粒大洁白、芳香味甜、无霉变虫蛀者为佳。莲子应储存在阴凉处。莲子若受潮生虫，应立即晒干，待热气散尽凉透后再储存。

相宜搭配		
莲子 + 黑米		二者同食可补肝益肾、丰肌润发
莲子 + 百合		二者同食可助眠，能缓解积食引起的睡眠不安症状

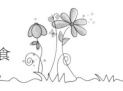

核桃仁

预防便秘

推荐用量：每日 10 克

每 100 克所含基础营养素

能量 / 646 千卡（2704 千焦）

碳水化合物 / 19.1 克

蛋白质 / 14.9 克

脂肪 / 58.8 克

膳食纤维 / 9.5 克

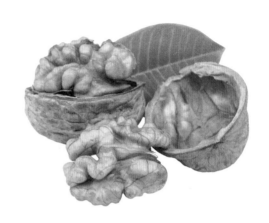

营养功效

　　核桃富含蛋白质、脂肪、膳食纤维、钾、钠、钙、铁、磷等营养元素。丰富的膳食纤维可以加快肠胃蠕动，加快粪便在肠内的运行速度，使致癌物质与结肠黏膜的接触时间减少，从而达到预防便秘、结肠癌的目的；对于脾胃虚寒、食欲缺乏的人有食疗作用。

食用注意

　　核桃可生食、熟食，或做药膳粥、煎汤、炖汤等。核桃仁表面的薄皮也富含营养，无需剥掉。

　　选购核桃时应选购个大、外形圆整、干燥、壳薄、色泽白净、表面光洁、壳纹浅而少的核桃。

相宜搭配		
核桃 + 黑芝麻		核桃和黑芝麻混合食用，可增加皮脂分泌，增加皮肤弹性，保持皮肤细腻，延缓衰老，并迅速补充体力
核桃 + 芹菜		二者搭配食用，可滋补肝肾

肉禽蛋类

猪瘦肉

滋阴润燥

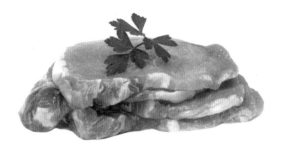

推荐用量：每餐 80 克

每 100 克所含基础营养素

能量 / 143 千卡（600 千焦）

碳水化合物 / 1.5 克

蛋白质 / 20.3 克

脂肪 / 6.2 克

营养功效

猪瘦肉性温，味甘、咸，归脾、胃、肾三经。猪瘦肉中主要含有蛋白质、脂肪、维生素 B_1、维生素 B_2、磷、钙、铁等营养素，具有滋阴润燥、补虚养血的功效，对于咽喉干痛、大便秘结等病症有良好的食疗功效。

食用注意

食用猪肉后不宜大量饮茶，因为茶叶的鞣酸会与蛋白质合成具有收敛性的鞣酸蛋白质，使肠胃蠕动减慢，延长粪便在肠道中的滞留时间，引起便秘，增加有毒物质和致癌物质的吸收。

新鲜的猪瘦肉呈均匀红色，表面微干或稍湿，但不粘手、弹性好，被手指压出凹陷后会立即复原，具有猪肉固有的鲜、香。

相宜搭配

猪瘦肉 + 黑木耳	二者同食可补虚养血、润肠通便
猪瘦肉 + 红薯	猪瘦肉和红薯中都含有大量膳食纤维，可以加快肠道蠕动、帮助排便

猪血

补血、清肠道

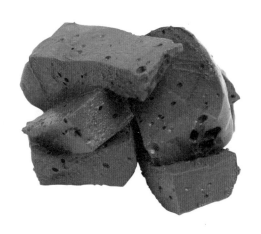

推荐用量： 每餐 50 ～ 100 克

每 100 克所含基础营养素

能量 / 55 千卡（234 千焦）

碳水化合物 / 0.9 克

蛋白质 / 12.2 克

脂肪 / 0.3 克

营养功效

　　猪血中的蛋白质经胃酸分解后，会产生一种润肠的物质，有助于通便，净化肠道内的尘埃及金属微粒等有害物质，堪称人体污物的"清道夫"。猪血中的铁为血红素铁，易被吸收利用，可补充人体所需的铁元素，预防缺铁性贫血。

食用注意

　　在烹饪猪血之前最好先用沸水余透。猪血有腥气，不宜单独烹饪，可用葱、姜、蒜和辣椒去腥。

　　选购猪血时应选购色正新鲜、质地柔软、未夹杂猪毛或杂质的猪血。

相宜搭配		
猪血 + 菠菜		二者搭配食用，既营养全面，又能润肠通便、补血
猪血 + 韭菜		二者搭配食用，有清肺健胃的功效

牛肉

养脾胃、促进消化吸收

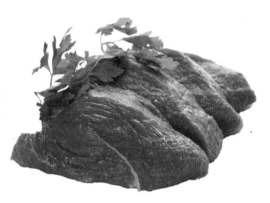

推荐用量：每餐 50 ~ 100 克

每 100 克所含基础营养素

热量 / 160 千卡（669 千焦）

碳水化合物 / 0.5 克

蛋白质 / 20 克

脂肪 / 8.7 克

营养功效

牛肉性微温、味甘，有补中益气、强健筋骨的功效，可以滋养孩子的脾胃，促进消化吸收。牛肉中脂肪含量低，蛋白质含量高，包含人体不能合成的必需氨基酸，对强壮孩子骨骼、促进孩子健康成长有积极的作用。

食用注意

牛肉的纤维组织较粗，处理的时候应采用横切的方式。经过这种方式处理的牛肉不仅易熟，还易于消化。

新鲜牛肉有光泽感，红色均匀，脂肪洁白或淡黄，外表微微发干或有风干膜，不粘手，弹性好。

相宜搭配		
牛肉 + 洋葱		二者同食可健脾益肾，增强孩子的食欲
牛肉 + 小米		二者同食可健脾益胃、促进消化、提高免疫力

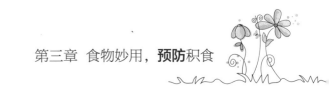

羊肉

健脾暖胃

推荐用量：每餐 30 克

每 100 克所含基础营养素

能量 / 139 千卡（581 千焦）

碳水化合物 / 1.6 克

蛋白质 / 18.5 克

脂肪 / 6.5 克

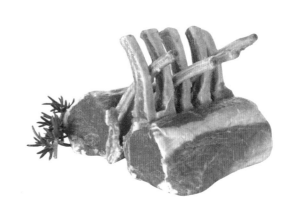

营养功效

中医认为，羊肉能助阳气、暖中胃。孩子适当吃些羊肉，既可以抵御风寒，又可以补养脾胃。《本草从新》中记载羊肉能"开胃健力"，适合缓解脾胃虚寒导致的反胃、身体瘦弱、胃寒等症状。让孩子适当吃些羊肉，能预防脾胃虚寒引起的腹痛、腹泻。

食用注意

吃羊肉的同时，搭配白菜、油菜、白萝卜等蔬菜有助于羊肉更好地发挥其补益的功效，而且能消除羊肉的燥热之性。

羊肉宜与生姜同食。生姜可去除羊肉的腥味儿，还有助于羊肉发挥温阳驱寒的功效。

相宜搭配	
羊肉 + 白萝卜	二者同食有健脾暖胃的功效
羊肉 + 山药	二者同食有益气补虚、温中暖下的作用，对孩子的肠胃有很好的补益效果，可缓解孩子流涎的症状

117

鸡肉

温中益气、健脾胃

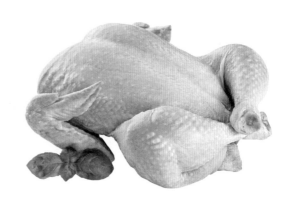

推荐用量：每餐 80 克

每 100 克所含基础营养素

能量 / 145 千卡（608 千焦）

碳水化合物 / 0.9 克

蛋白质 / 20.3 克

脂肪 / 6.7 克

营养功效

鸡肉的蛋白质含量高，脂肪多为不饱和脂肪酸，很容易被人体吸收利用。鸡肉有温中益气、健脾胃、强筋骨等功效，对营养不良、畏寒怕冷等有很好的食疗作用。鸡肉含有对人体生长发育有重要作用的磷脂，可改善孩子营养不良的症状。

食用注意

鸡肉适合煮、炖等烹调方式，有利于养护孩子脾胃、促进消化吸收。

新鲜鸡肉呈干净的粉红色，有光泽，无特殊气味。

相宜搭配

鸡肉 + 菠萝	二者同食可健脾养胃，促进孩子生长发育
鸡肉 + 胡萝卜	二者同食可保护孩子的视力、促进消化，从而改善因消化不良而引起的食欲缺乏

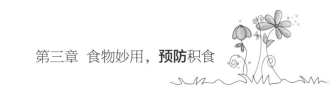

鸭肉

养胃生津、清热健脾

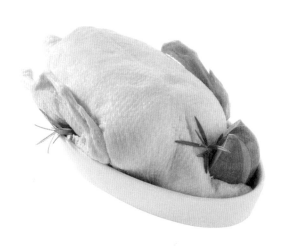

推荐用量：每餐 80 **克**

每 100 克所含基础营养素

能量 / 240 千卡（996 千焦）

碳水化合物 / 0.2 克

蛋白质 / 15.5 克

脂肪 / 19.7 克

营养功效

　　鸭肉性凉，具有养胃生津、清热健脾的功效，可用于缓解食欲缺乏、大便干燥等症状。鸭肉中的蛋白质含量高，且易于被人体消化吸收，可有效改善营养不良、脾胃虚弱等症状。

食用注意

　　鸭肉可以凉拌、炒、炖、焖、蒸、酱、煲汤等。烹调鸭肉时加入少量盐，会使肉汤更鲜美。鸭肉用炖和蒸的方法烹饪，易消化，对于养肠胃来说再合适不过。

　　鸭肉性寒、味甘，不适合胃部冷痛、腹泻、感冒、腰痛、寒性痛经等患者食用。

相宜搭配		
鸭肉 + 海带		鸭肉和海带的含钾量都很高，搭配食用可软化血管、降低血压、养胃生津、帮助排除肠道菌素
鸭肉 + 竹笋		二者搭配食用，可用于辅助治疗便秘、消化不良

119

鸡蛋

健脾养胃、补充营养

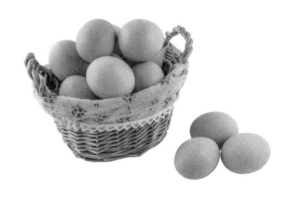

推荐用量：每餐 50 克

每 100 克所含基础营养素

能量 / 139 千卡（581 千焦）

碳水化合物 / 2.4 克

蛋白质 / 13.1 克

脂肪 / 8.6 克

营养功效

    鸡蛋几乎含有人体必需的所有营养物质，如蛋白质、脂肪、卵磷脂、维生素，以及铁、钙、钾等，有健脾养胃、补充营养的功效。

食用注意

    白水煮鸡蛋最有利于人体吸收营养。煮鸡蛋的时候不要煮得过久，也不宜做成茶叶蛋。

    选购鸡蛋时应选购蛋壳干净、完整、色泽鲜明或有一层白霜的鸡蛋，也可选购用拇指和中指捏住鸡蛋摇晃时听不到晃动声的鸡蛋。鸡蛋大约可存放一周，如果放在冰箱里保存最多可保鲜半个月。

相宜搭配		
鸡蛋 + 苦瓜		鸡蛋富含钙和卵磷脂，苦瓜具有降血压、降血糖的功效。鸡蛋和苦瓜搭配食用能够保护血管、骨骼和牙齿的健康
鸡蛋 + 韭菜		二者搭配食用，能增进食欲、健脾养胃

水产类

鲫鱼
补充营养、增强免疫能力

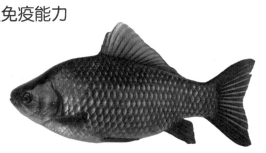

推荐用量：每餐 50 ~ 100 克

每 100 克所含基础营养素

能量 / 108 千卡（455 千焦）

碳水化合物 / 3.8 克

蛋白质 / 17.1 克

脂肪 / 2.7 克

营养功效

据《本草纲目》记载："诸鱼属火，唯鲫鱼属土，故能养胃。"脾属土，所以鲫鱼能够补养孩子的脾胃。鲫鱼富含优质蛋白质，易消化吸收，可补充营养，增强免疫能力，适合孩子食用。

食用注意

鲫鱼清蒸或煮汤时的营养效果最好。鲫鱼和豆腐搭配炖汤是比较常见的做法。煎炸后，其食疗功效会大打折扣。

选购鲫鱼时应尽量挑选产自江、湖或江湖支流的活水鱼，因为人工养殖的鲫鱼味道较差。优质活鲫鱼好动、反应敏捷、游动自如，体表有一层透明的黏液，各部位无伤残。

相宜搭配

鲫鱼 + 陈皮		二者同食可起到温中散寒、补脾开胃的功效，适合食欲缺乏的孩子食用
鲫鱼 + 豆腐		二者同食能够益气养血、健脾宽中，可促进消化和补充钙质

草鱼

健脾益气、促进黏膜修复

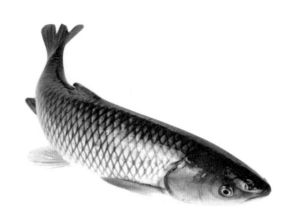

推荐用量：每餐 100 克

每 100 克所含基础营养素

能量 / 113 千卡（475 千焦）

蛋白质 / 16.6 克

脂肪 / 5.2 克

营养功效

　　草鱼味甘、性温、无毒，入肝、胃二经，能够祛除脾胃寒气，可缓解脾胃虚弱及慢性胃炎等症状。草鱼还能促进黏膜修复和溃疡愈合，预防胃炎、胃溃疡等消化系统病变。

食用注意

　　草鱼适合清蒸、清炖，这样既不会严重破坏草鱼中的不饱和脂肪酸，又可以保留草鱼的清淡、鲜香。烧烤、油炸和红烧草鱼，会严重破坏草鱼中的不饱和脂肪酸和B族维生素，降低其营养价值。

相宜搭配		
草鱼 + 莲藕		二者搭配食用，可滋养肌肤、强健脾胃
草鱼 + 豆腐		草鱼和豆腐都含有很高的钙，二者同食可以为人体补充充足的钙质，预防骨质疏松

鲤鱼

健脾开胃、温中下气

推荐用量：每餐 100 克

每 100 克所含基础营养素

能量 / 109 千卡（459 千焦）

碳水化合物 / 0.5 克

蛋白质 / 17.6 克

脂肪 / 4.1 克

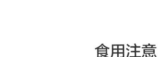

营养功效

鲤鱼有健脾开胃、温中下气的功效，适合食欲不好、脾胃功能不佳的人食用。鲤鱼的蛋白质含量高，能有效增强胃壁的弹性和张力，还能帮助修复受损的胃黏膜组织。

食用注意

炖、煮、糖醋、清蒸、红烧、熘等烹饪方式可以较好地保留鲤鱼的营养。其中，清蒸鲤鱼更能保留其原汁原味，适合喜爱口味清淡的人食用。鲤鱼两侧皮内有一条似白线的筋，在烹制前要把它抽出，以去除腥味。

相宜搭配		
鲤鱼 + 米醋		二者搭配食用，可除湿利尿、健脾养胃
鲤鱼 + 豆腐		二者搭配食用，既可补充钙质，又能增进食欲

123

三文鱼

健脾胃、暖胃和中

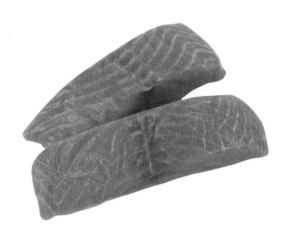

推荐用量：每餐 100 克

每 100 克所含基础营养素

能量 / 139 千卡（581 千焦）

蛋白质 / 17.2 克

脂肪 / 7.8 克

营养功效

三文鱼中含有丰富的不饱和脂肪酸，可抑制癌细胞扩散，长期食用可预防肠炎、肠癌等肠道疾病。三文鱼中的硒可以促进胃黏膜修复和溃疡愈合，预防胃炎、胃溃疡等消化系统病变。

食用注意

三文鱼通过烧、炖、蒸、酱的方式来烹调，可较好地保留其营养。

新鲜的三文鱼具有一层完整无损、带有鲜银色的鱼鳞，透亮有光泽，且鱼皮黑白分明，无瘀伤。

相宜搭配		
三文鱼 + 柠檬		三文鱼有补虚劳、健脾胃、暖胃和中的功效，柠檬有解暑开胃的功效，二者同食可强健脾胃
三文鱼 + 蘑菇		二者搭配食用，可提高免疫力、维护肠道健康

虾

健胃、散寒

推荐用量：每餐 100 克

每 100 克所含基础营养素

能量 / 87 千卡（367 千焦）

蛋白质 / 16.4 克

脂肪 / 2.4 克

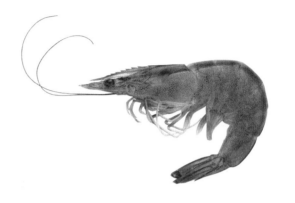

营养功效

　　虾含有蛋白质、磷、镁、钠、钾、钙、硒、维生素A、烟酸等营养元素，其中硒含量较高，能促进黏膜修复和溃疡愈合，预防胃炎、胃溃疡等消化系统病变。虾营养丰富，且肉质松软，易消化，适合肠胃不好的人食用。

食用注意

　　烹调虾之前，先用泡过桂皮的沸水把虾冲烫一下，会使味道更鲜美。煮虾的时候滴少许醋，可让煮熟的虾壳鲜红亮丽，虾壳和虾肉也容易分离。

　　新鲜的虾体形完整，呈青绿色，外壳硬实、发亮，头、体紧紧相连，肉质细嫩，有弹性、有光泽。

相宜搭配		
虾 + 葱		虾有通乳的功效，葱有健胃、散寒、杀菌的功效，二者搭配食用有下乳、健胃的功效
虾 + 香菜		二者搭配食用可补脾益气

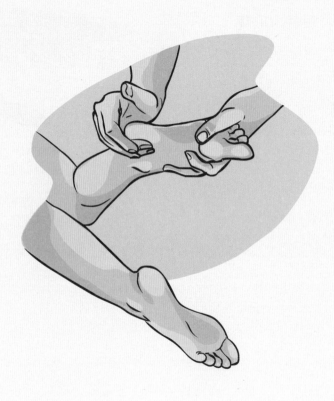

第四章

按摩特效穴位，**消除**积食

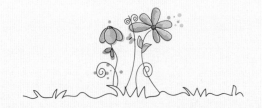

　　中医认为，"内伤脾胃，百病由生"。如果孩子的脾胃受伤了，孩子就很可能患上各种疾病。要想孩子身体健壮不生病，调理脾胃是关键。给孩子按摩一些特效穴位，能有效强健脾胃、消除积食。

简单的找穴方法

在进行穴位按摩前，首先要找准穴位。只有找准穴位，才能使按摩效果达到最佳。下面介绍几个简单易学的找穴方法。

手指度量法

利用自身手指作为测量穴位的尺度来量取穴位的方法，被中医称为"手指同身寸"。"手指同身寸取穴法"是幼儿按摩中一种较简便且常用的取穴方法。"同身"，顾名思义就是同一个人的身体。人有高矮胖瘦，不同的人的手指尺寸也不一样。因此，找孩子身上的穴位时，家长要以孩子的手指作为参照，切勿用成人的手指测量。

拇指同身寸：孩子的拇指横宽为"1寸"。

中指同身寸：孩子弯曲中指，中指第二节手指内侧两端横纹头之间的距离为"1寸"。

横指同身寸：孩子四指并拢，以中指中节横纹为准，食指与中指并拢横宽为"1.5寸"，四指指幅横宽为"3寸"。

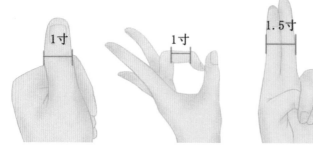
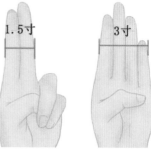

拇指同身寸　　　　中指同身寸　　　　横指同身寸

体表标志参照法

固定标志：常见判别穴位的标志有眉毛、乳头、指甲、趾甲、脚踝等。例如，神阙穴位于腹部脐中央，膻中穴位于两个乳头中间，内庭穴位于足背第2、3趾间缝纹端。

动作标志：需要做出相应的动作姿势才能显现的标志，如张口取耳屏前凹陷处即听宫穴。

简便定位法

简便定位法是临床中一种简便易行的腧穴定位方法。如立正姿势，手臂自然下垂，其中指端在下肢所触及处为风市穴；两手虎口自然平直交叉，一手指压在另一手腕后高骨的上方，食指尽端到达处为列缺穴；握拳屈指时中指尖处为劳宫穴；两耳尖连线的中点处为百会穴；等等。此法是一种辅助取穴方法。

感知找穴法

身体某部位出现异常时，用手指压一压、捏一捏、摸一摸异常处，如有痛感、硬结、瘙痒感等，或感觉其和周围皮肤有温度差（如发凉、发烫），那么这个异常处就是要找的穴位。感到疼痛的部位，或者按压时有酸、麻、胀、痛等感觉的部位，即阿是穴（不定穴、天应穴、压痛点）。阿是穴一般在病变部位附近，也可能在距离病变部位较远的地方。

按摩的基础手法

推法

推法分为直推法、旋推法和分推法3种。

直推法：用拇指、食指或中指指腹在皮肤上做直线推动。

旋推法：用拇指指腹在皮肤上做顺时针、逆时针推动。

分推法：用双手拇指指腹按在穴位上，向穴位两侧做直线或弧线推动。

揉法

揉法指用指端或大鱼际或掌根或手肘在身体某处或穴位上做顺时针、逆时针方向的旋转揉动。

手法要领：力度由轻至重，速度由慢至快。家长初次给孩子使用揉法按摩时须观察孩子的反应，随时询问其感觉以便调整力度和速度。

按法

按法指用手指或手掌在身体某处或穴位上用力向下按压。

手法要领：力度要由轻至重。孩子有压迫感后，家长也不要减轻力度，持续一段时间后，再慢慢减轻力度。

掐法

掐法指用拇指、中指或食指在身体某处或穴位上做深入持续的掐压。

手法要领：找准穴位，逐渐用力，深透为止；垂直方向用力，不可抠动，掐后常轻揉局部，以缓解不适。

按摩注意事项

按摩前，家长要洗净双手，剪短指甲，拿下戒指，避免伤及孩子。另外，在孩子的身上涂抹一些痱子粉或滑石粉，也有利于保护孩子娇嫩的肌肤。

按摩时，家长应让孩子采取最舒适的姿势躺下或坐下，以减少因不良的姿势而引起的酸麻反应。

按摩后，家长应让孩子喝200毫升的温开水，以促进新陈代谢、加速排毒；不可立刻用冷水给孩子洗手洗脚，一定要用温水将孩子的手脚洗净，且要注意给孩子的两脚保暖。

消除积食的特效穴位

曲池穴——促进消化

曲池穴是手阳明大肠经上的要穴，因此具有排大肠经湿浊之气的功效。适当刺激曲池穴，可促进血液中毒素的排出。此外，按摩曲池穴还能有效增强人体的消化功能、促进血液循环、消除积食。

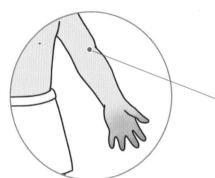

精确定位： 位于肘横纹外侧端，屈肘，当尺泽穴与肱骨外上髁连线中点处。

按摩方法： 用拇指弹拨曲池穴3~5分钟。

四横纹穴——消食导滞

《小儿按摩经》有载："推四横纹，和上下之血，人事瘦弱，奶乳不思，手足常掣，头偏左右，肠胃湿热，眼目翻白者用之。"四横纹穴多用于调理小儿食积停滞、厌食等症。家长经常给孩子按一按四横纹穴，孩子就不容易出现因积食而引起的发热，也不会出现因脾虚积食而引起的腹胀、便秘。

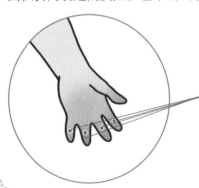

精确定位： 食指、中指、无名指、小指第一指间关节横纹处。

按摩方法： 将孩子左手四指并拢，以拇指指端桡侧面着力，从食指横纹推向小指横纹，操作100次。

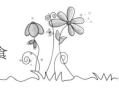

脾俞穴——健脾和胃

脾俞穴属足太阳膀胱经，有健脾和胃、利湿升清的作用，主治倦怠感、口渴、食欲缺乏、腹胀、泄泻等。

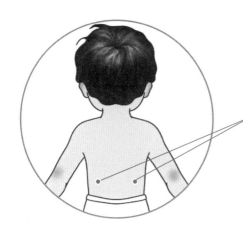

精确定位： 位于背部，第 11 胸椎棘突下，后正中线旁开 1.5 寸处。

按摩方法： 用拇指按揉脾俞穴 100 ~ 200 次。每天坚持，能够治疗腹胀、呕吐、泄泻。

胃俞穴——健脾和胃

胃俞穴属足太阳膀胱经，有和胃降逆、健脾助运的作用，主治胃脘痛、消化不良、胃炎、胃下垂等。

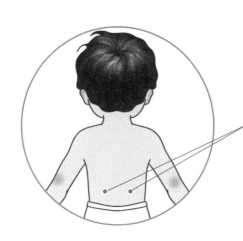

精确定位： 位于背部，当第 12 胸椎棘突下，后正中线旁开 1.5 寸处。

按摩方法： 用拇指按揉胃俞穴 100 ~ 200 次。每天坚持，能够治疗各种脾胃病。

大肠俞穴——调和肠胃

大肠俞穴属足太阳膀胱经，有理气降逆、调和肠胃的作用，主治腹胀、泄泻、便秘、腰痛等。

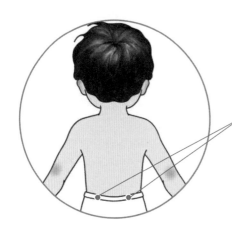

精确定位： 位于腰部，当第 4 腰椎棘突下，后正中线旁开 1.5 寸处。

按摩方法： 用拇指按揉大肠俞穴100 ~ 200 次。每天坚持，能够治疗腹痛、肠鸣、便秘、腹泻等。

滑肉门穴——运化水湿

滑肉门穴属足阳明胃经，有运化水湿、健脾的作用，主治胃痛、呕吐、癫狂等。滑肉门穴配中脘穴、足三里穴，有和胃止痛的作用，主治胃痛。

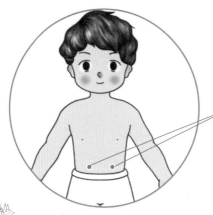

精确定位： 位于上腹部，当脐中上1 寸，距前正中线 2 寸。

按摩方法： 用手掌根部从下往上推按 2 ~ 3 分钟。长期推按，可改善胃痛、胃不适等。

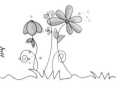

建里穴——和胃健脾

建里穴属任脉，有和胃健脾、通降腑气的作用，主治胃痛、胃下垂、腹胀、呕吐、食欲缺乏、消化不良等。

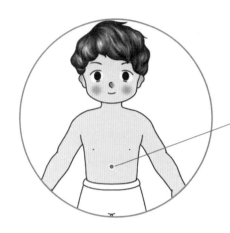

精确定位：位于上腹部，前正中线上，当脐中上3寸处。

按摩方法：用食指指尖、中指指尖按揉2~3分钟。长期按摩，可改善胃下垂、食欲缺乏等。

大横穴——通调肠胃

大横穴属于足太阴脾经，有除湿散结、理气健脾、通调肠胃的作用，主治泄泻、便秘、腹痛、腹胀等。大横穴配天枢穴、足三里穴治腹痛。

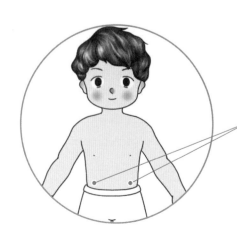

精确定位：位于中腹部，距脐中4寸（乳头直下）。

按摩方法：用拇指按揉大横穴100~200次。每天坚持，能够治疗脐腹痛。

章门穴——调脾胃、助消化

章门穴属足厥阴肝经，有疏肝健脾、清利湿热、理气散结的作用，主治腹痛、腹胀、泄泻、胁痛、黄疸、消化不良、胃痉挛、胸瘀闷等。章门穴配足三里穴、梁门穴，有健脾和胃的作用，主治腹胀。

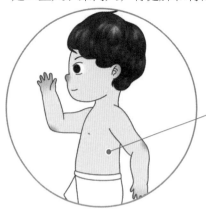

精确定位： 位于侧腹部，当第 11 肋游离端的下方。

按摩方法： 用拇指按揉 100～200 次。每天坚持，能够治疗腹痛、腹胀、胸胁痛。

上脘穴——健胃消食

上脘穴属任脉，有益气摄血，健胃消食的作用，主治胃痛、呕吐、泄泻、腹胀、消化不良、水肿、纳呆、癫痫等。上脘穴配天枢穴、中脘穴，可治腹胀、肠鸣、泄泻。

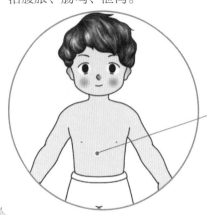

精确定位： 位于上腹部，前正中线上，当脐中上 5 寸。

按摩方法： 用食指指腹、中指指腹推揉 2～3 分钟。长期按摩，可改善消化不良、水肿等。

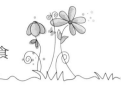

中脘穴——促进消化

中脘穴属任脉，有健脾化湿、促进消化的作用，主治腹胀、呕吐、疳积、便秘、黄疸、头痛、失眠、惊风等。

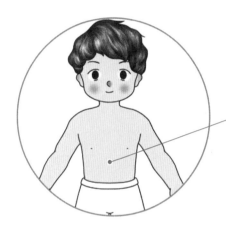

精确定位： 位于上腹部，前正中线上，当脐中上4寸。

按摩方法： 用食指指尖、中指指尖推揉3～5分钟。长期按摩，可改善便秘、黄疸、头痛等。

神阙穴——调理肠道

神阙穴就是肚脐，把手掌贴在孩子的肚脐上揉一揉，不但会使孩子很舒服，还能促进孩子身体和智力的发育，使孩子更强壮、更聪明。按摩神阙穴还有消积泻浊的作用，可以缓解腹胀、腹痛等。

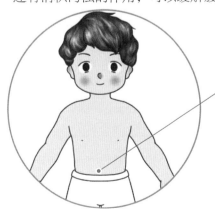

精确定位： 位于中腹部，脐中央。

按摩方法： 先把手掌搓热，贴在孩子的肚脐上，轻轻揉一揉，速度不要太快，每分钟30下，每次揉3分钟即可。

天枢穴——通利大便

天枢穴属足阳明胃经，有调理肠胃、消炎止泻、通利大便的作用，主治腹痛、腹胀、便秘、泄泻、痢疾、消化不良等。

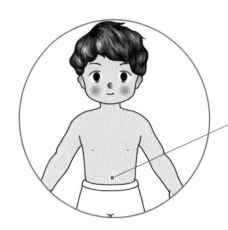

精确定位： 位于腹部，脐中水平旁开2寸。

按摩方法： 用手指指腹按揉1～3分钟。长期按摩，可改善便秘、消化不良等。

血海穴——健脾化湿

血海穴属于足太阴脾经，有健脾化湿、调经统血的作用，主治月经不调、痛经、经闭、崩漏、股内侧痛、湿疹、丹毒等。

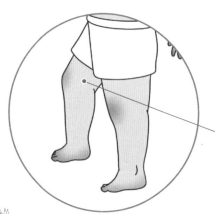

精确定位： 位于大腿内侧，屈膝，髌底内侧端上2寸，当股四头肌内侧头的隆起处。

按摩方法： 用拇指按揉100次左右。

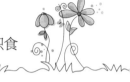

阴陵泉穴——健脾渗湿

阴陵泉穴属足太阴脾经，有健脾渗湿、益肾固精的作用，主治腹胀、泄泻、水肿、黄疸、膝痛、月经不调、阴道炎等。阴陵泉穴配三阴交穴，有温中运脾的作用，主治腹寒。

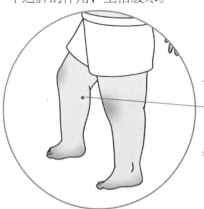

精确定位：位于小腿内侧，胫骨内侧髁下缘与胫骨内侧缘之间的凹陷处。

按摩方法：用拇指按揉 100～200 次。每天坚持，能够治疗各种脾胃病。

足三里穴——补益脾胃

按揉足三里穴能补益脾胃、和胃化积、强壮身体，特别适合脾胃虚弱的孩子，对于发育不良、营养不良、感冒、自汗、虚喘、精力不足都有很好的预防和治疗效果。如果孩子出现消化不良、不想吃饭、恶心、腹胀等症状，家长就可以为其按摩足三里穴。

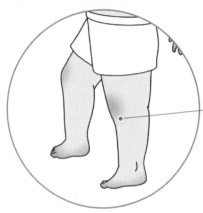

精确定位：位于外膝眼下 3 寸，胫骨旁开 1 横指处。

按摩方法：一般用拇指按揉，揉 3 下后再按 1 下。两侧的足三里穴都要按摩，每侧 3 分钟。

板门穴——开胃消食

板门被喻为脾胃之门，是小儿推拿调理消化系统症状的常用穴。如果孩子有不想吃饭、腹胀的症状，家长就可以给孩子揉一揉板门穴。一般揉1次就能见效，连揉几次，孩子的胃口就好了，症状也消了。

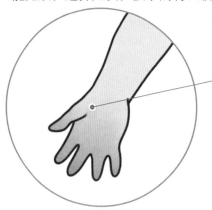

精确定位： 位于手掌的大鱼际中央。

按摩方法： 按揉板门穴时，可沿顺时针或逆时针方向；在拇指指根与腕横纹处来回推，可调理肠胃。

上巨虚穴——调和肠胃

上巨虚穴属足阳明胃经，有调和肠胃、通经活络的作用，主治腹痛、泄泻、便秘、肠胃炎等。上巨虚穴配足三里穴、脾俞穴、胃俞穴、天枢穴、气海穴，可治胃腹胀痛、打嗝、呕吐、水谷不化、大便不通、泻痢不止（脾气虚弱）。

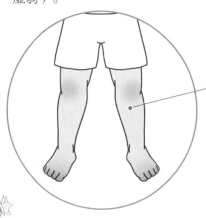

精确定位： 位于犊鼻穴下6寸、足三里穴下3寸处。

按摩方法： 用手指指腹推按1～3分钟。长期按摩，可改善便秘、膝胫酸痛等。

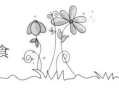

解溪穴——舒筋活络

解溪穴属足阳明胃经，有舒筋活络、清胃化痰、镇静安神的作用，主治癫痫、头痛、腓神经麻痹、运动系统疾病、踝关节周围组织扭伤、胃炎、肠炎等。

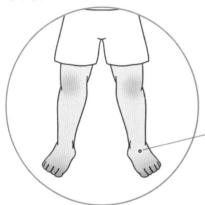

精确定位： 位于小腿与足背交界处的横纹中央凹陷处，拇长伸肌腱与趾长伸肌腱之间。

按摩方法： 用手指指腹推按 2 ~ 3 分钟。长期按摩，可改善头痛、腓神经麻痹等。

厉兑穴——清热，安神

厉兑穴属足阳明胃经，有清热、安神的作用，主治鼻衄、牙痛、咽喉肿痛、腹胀、热病、多梦、癫狂等。

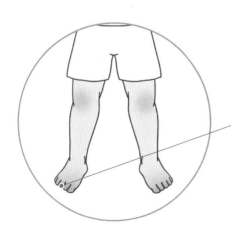

精确定位： 位于足第 2 趾末节外侧，距趾甲角 0.1 寸。

按摩方法： 用手指关节夹按 2 ~ 3 分钟。长期按摩，可改善积食引起的发热、咽喉肿痛、睡眠不安等。

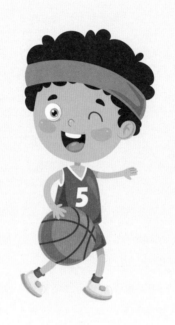

第五章

儿童常见积食**问题答疑**

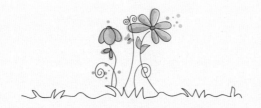

　　孩子积食是一个长时间积累的结果。日常生活中，适度的运动、良好的生活习惯、轻松愉悦的家庭氛围，都能帮助孩子预防积食、缓解积食、赶走积食。本章收集了一些生活中常见的关于孩子积食的问题，并邀请儿科医生进行答疑解惑。

积食容易和哪些疾病相混淆？

积食容易和厌食、疳证等疾病相混淆，家长需注意鉴别诊断。

厌食

厌食由喂养不当，脾胃失运引起，以长期食欲不振、食量减少、厌恶进食为主症，无明显消瘦，精神尚可。

疳证

疳证是由于喂养不当，或多种疾病影响，导致脾胃受损、气液耗伤而形成的一种小儿慢性病证。临床以形体消瘦、面黄发枯、精神萎靡或烦躁、饮食异常、大便不调为特征。

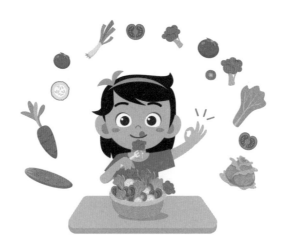

积食与疳证有密切的联系，积食日久可致疳证，正如《证治准绳·幼科》所言："积是之母，所以有积不治乃成疳候。"但疳证并非皆由食积转化而成。疳夹有积滞者，称为疳积。

消化不良和积食有什么区别?

消化不良一般是指一系列上消化道症状，积食强调的是引起消化不良的原因。二者既有相关性，也有区别性。

消化不良

消化不良是指持续或反复发作的上腹部不适，是一些常见临床症状的统称，比如早饱、嗳气、腹胀、肚子咕咕叫、大便不成形，或者存在烧心、反酸等相关的症状。有些患者也会出现恶心、呕吐、腹痛、低热等相关的情况。

积食

中医认为，小儿积食主要是指小儿进食过量，损伤脾胃，使乳食停滞于中焦所形成的肠胃疾患，以不思乳食、食而不化、脘腹胀满、嗳气酸腐、大便溏薄或秘结为临床特征。

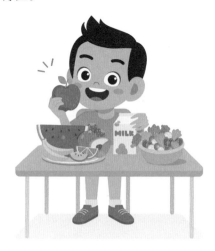

咽喉肿痛和积食有关系吗?

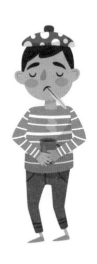

因为小儿积食很常见，所以很多家长会认为积食是小问题。其实如果积食不能及时消除，很可能会引起高热、咽喉肿痛等后患。

有时候家长会说孩子没有打喷嚏、流鼻涕等症状，就无缘无故地发热了。其实没有明显外感致病因素的孩子，多半属于内伤发热，同时还可能伴有咽喉肿痛等症状。引起内伤发热的原因总结起来无非就是饮食积滞、情志不遂、肝气郁结等，其中饮食积滞是孩子内伤发热的主要原因。

中医认为，胃主收纳、脾主运化。进食过量，会导致脾来不及将胃中的食物运化、吸收，食物就会残留在胃肠道内，积滞时间长了就会化热，热蒸于内，身体就会出现发热的症状。此外，胃肠道堆积的食物加重了消化负担，脾胃受损、功能失调，肺部的津气盛衰、肺脏功能也会受到影响，肺气上逆加之内热，咽喉肿痛也会随之而来。

孩子口腔有味道就是积食吗?

孩子口腔有味道可能是积食引起的，但是也可能是牙龈炎、龋齿、鼻炎、扁桃体炎等疾病引起的，建议家长明确具体原因后，再进行针对性处理。

● 孩子发生积食后，肠胃蠕动减慢，胃内食物囤积时间变长，食物经过异常发酵后产气量增多就会引起嗳气、口臭等症状，还常伴有腹胀、咳嗽、发热等相关症状。可遵医嘱使用小儿化积口服液、健胃消食片、山楂丸等药物进行治疗。

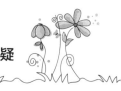

● 经常进食难消化的食物、暴饮暴食，容易导致肠胃功能紊乱，食物在肠胃内停留时间过长，经过与消化液发酵形成异味气体而引起嗳气、口臭，可能伴有食欲下降、腹痛、腹泻等症状。需要禁食几个小时，遵医嘱服用相关药物促进肠胃蠕动，从而改善症状。

● 孩子的牙齿出现龋洞后，容易嵌塞食物，而食物与细菌产酸可出现臭味。明确龋齿后需要磨除腐坏物质，再选择玻璃离子或树脂材料进行充填。

● 孩子有鼻炎也会引起口气。鼻炎主要与病原体感染、过敏等因素有关，常会导致鼻腔部位出现炎症反应。例如，鼻腔部位分泌物增多并流到口腔内，会引起异味，常伴有鼻塞、流涕等不适。需要在医生指导下进行治疗。

● 扁桃体炎是细菌、病毒等病原体感染所致。炎症刺激局部组织时，常会引起异味、红肿、疼痛等不适。需要明确具体的病原体后，听从医生建议服用药物。

● 不注意口腔卫生导致牙龈部位出现炎症反应后，牙龈红肿、疼痛、口腔异味等不适也会随之而来。家长需要帮助孩子清理口腔卫生。

此外，孩子有口气还可能与胃溃疡、十二指肠溃疡等疾病有关。如果孩子的不适迟迟得不到缓解，家长还应及时带孩子到医院就诊，不可盲目服用药物。

运动有助于预防积食吗？

适度运动有利于加快肠胃蠕动，预防积食。

户外奔跑

有的家长让孩子跟自己进行慢跑练习，其实是错误的。儿童不适合进行长跑训练，更适合自由的嬉闹式的奔跑，如抓人游戏。此外，孩子户外奔跑的时间也需要控制。

弹跳

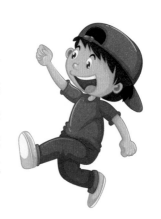

有氧健身运动皆有健脑作用，特别是弹跳运动。跳绳、踢毽子、跳橡皮筋、舞蹈等，能供给大脑充分的能量，激发大脑的活力。 在上述运动项目中，跳橡皮筋更适合孩子，它可使人体腰部、腿部肌肉、关节及大脑皮质神经得到整体协调锻炼。这一健身方法适合6～16岁的孩子，而且所需场地较小，地面平坦即可。

游泳

人在水中要承受水的压力，游泳时要克服水的阻力，且需要学会换气，所以经常游泳能促进呼吸肌发育、增加肺活量；可刺激皮肤，使血管先收缩后因运动量的增加而扩张，从而使皮肤变得柔软、有弹性，还能提高孩子对外界温度变化的适应能力。游泳既能使心脏变得强健有力，又能锻炼全身大肌肉群，使身材变得健美匀称。户外游泳时，阳光中的紫外线不但可以杀菌，还能促进孩子的生长发育，加快新陈代谢，促进身体健康。游泳适合成人也适合孩子。游泳极消耗体力，但不会对骨骼、关节造成磨损。对于正在长身体的孩子来说，游泳既能增大运动量，促进食物消化，又能帮助孩子有效锻炼身体，提高免疫力。

球类运动

不管是踢球、运球、拍球，还是投掷球、躲避球，都有利于孩子的身体

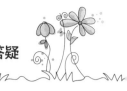

发育。但要注意的是，太小的孩子不适合网球等球拍类的运动。孩子在3~5岁时可以接触球拍类的运动，培养兴趣。但以比赛夺冠为目的的专项训练还是要等到孩子的基础运动能力和心智达到一定水平后再进行。

饭后散步

饭后散步可带动脏器和肢体运动，消化功能也会得到提升，食物被充分吸收，能有效预防积食。但不要饭后立即活动。散步的同时，家长还可以引导孩子双手重叠放于腹部，正反方向交替摩腹。每天边散步边摩腹20分钟左右，孩子的脾胃功能会有很大提升。

亲子瑜伽

孩子在家长的协助下伸展身体，可以起到按摩内脏的作用，有强化消化系统，预防积食、消化不良等功效，同时还可以提高孩子的免疫力。锻炼时要根据孩子身体的实际情况，循序渐进，切不可过度练习。

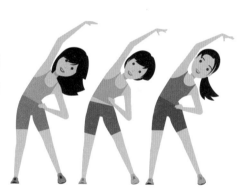

为什么良好的生活习惯有助于预防积食？

孩子的生物钟在出生后会根据生活习惯逐渐养成，因此家长要有足够的耐心对待孩子，帮他们从婴幼儿时期开始养成良好的作息规律。成长中的孩子每天都需要充足的睡眠，孩子如果晚上睡得不够，可以白天小睡一下。按照良好的作息规律生活会极大提高孩子的免疫力，在一定程度上减少肠胃方面的问题，预防积食，促进孩子健康成长。要让孩子养成良好的作息规律，家长可以试着按照以下方法进行。

● 每天早晨在同一时间叫醒孩子，让孩子感受早晨的阳光，帮助孩子认识"早晨"。家长对于无论如何都喊起不来的孩子，可以逐渐调亮孩子房间的光线。

● 进行早晨的"仪式"，如洗脸、穿衣服。

● 天气晴朗的日子里，家长可以在午前或午后适量地安排户外散步。不方便散步时，家长可以和孩子在阳台或庭院晒晒太阳，帮助孩子认识"白天"，同时尽量安排一些游戏。

● 晚饭尽量在晚上8点之前完成。

● 进行睡觉前的"仪式"，如换睡衣、刷牙、讲故事、聊天等。养成睡觉前的这些习惯，可以帮助孩子认识"夜晚"。每天尽量在同一时间进入卧室。睡觉时关闭不必要的电器，使房间保持黑暗、安静。

良好的卫生习惯对预防积食有帮助吗？

有很大帮助。孩子免疫力提高了，对疾病的抵抗力就会增强，因此家长平时要让孩子养成良好的卫生习惯，防止病从口入，积极预防积食。

● 让孩子学会保护自己的牙齿。家长应培养孩子关注自己牙齿的意识，不妨带孩子到镜子前看看自己的牙齿。家长可以和孩子一起数数孩子长出了几颗牙，还可以让孩子张大嘴，和孩子比比谁的牙齿又白又亮。对于不愿意刷牙的孩子，家长应耐心地探明原因。有的孩子不喜欢牙膏刺激舌头的感觉，有的孩子怕牙刷是因为牙龈比较敏感，有的孩子怕将牙膏咽下。

● 让孩子爱上洗澡。洗澡不仅能清洁孩子的身体，还能让孩子放松心情。家长应让孩子体会到洗澡的舒服与清爽。洗澡水的温度要适宜，过热或

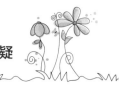

过冷都容易使孩子产生不舒服的感觉，甚至会对水产生恐惧感，从而排斥洗澡。家长可一边为孩子洗澡，一边给孩子讲故事或和孩子一起玩水，让孩子放松心情，逐渐习惯并爱上洗澡。

为什么压力大的孩子更容易积食?

很多家长对孩子的关心只停留在物质层面，对孩子精神层面的关心却十分少。许多家长会说，孩子哪有那么多心理问题，吃好喝好就足够了。这样的说法有些武断，随着年龄的增长，孩子的思想会越来越复杂，心理因素对健康的影响也会越来越大。

中医认为，五脏与七情相对应。其中，与脾对应的情志是思，如果孩子思虑过度，则会对脾功能造成损伤，如吃饭不香、消化不良、积食等。成人多半有过这样的体会：当心里惦记一件事的时候，总感觉茶饭不香。这就是"忧思伤脾"的表现。孩子也是如此，心思比较重的孩子的脾胃功能往往不佳，吃饭也少。还有许多孩子，一到考试就吃不下饭，这也是心理负担影响脾胃功能的表现。因此，不要给孩子过多的压力。

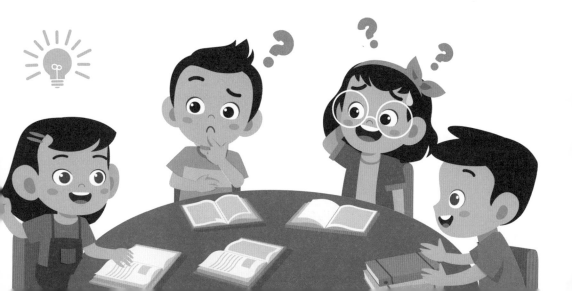

为什么积食和孩子的情绪变化有关系?

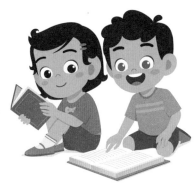

对于消化不良、积食、厌食的孩子,家长都很焦急,很关心给孩子用什么药能够快速见效,还关心有没有食疗方。其实,许多孩子的脾胃问题不仅是由不当饮食引起的,还和"心病"有关。孩子有担心的事、想不开的事,长期在内心积存,便会影响脾胃功能,进而出现食欲缺乏、消化不良的症状。如果不把孩子的心理负担去除,吃再多药、饮食上再注意也没有效果。如果家长能多了解孩子,让孩子将心事说出来,把心结打开,也许不用吃药,胃口就好了。

平时与孩子接触最多的是家长,孩子有什么情绪变化,只要足够细心,家长就能够发现。此时,家长要和孩子坐下来谈一谈,倾听孩子的心声,多为孩子着想,帮助孩子找到解决问题的方法,消除孩子的顾虑。也有不少家长认为孩子不愿意和自己说话。其实,这些家长需要自我反省,因为没有孩子天生就不愿意搭理家长。对孩子来讲,家长是自己的保护者,孩子怎么可能不愿意和家长交流呢?如果发现孩子不爱搭理家长,那应该是家长忽略过孩子的需求,才会让孩子变得对家长不信任。这时,只要家长多些耐心,多和孩子真诚交流,孩子就能敞开心扉和家长沟通。

为什么家长不宜在饭桌上教训孩子?

吃饭的时候教训孩子,会影响孩子的情绪,不仅起不到教育效果,还会给孩子带来巨大的心理压力,不利于孩子的成长。孩子的食欲受心情影响

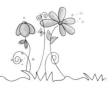

比较大，心情愉悦时，胃口自然比较好，吃得也多；心情压抑时，便食不甘味，没心思吃饭。许多家长平时工作忙，没有太多时间陪孩子，一天中也就吃饭时能和孩子在一起。家长的出发点是好的，想在这难得的时间里多了解一下孩子的情况，可是聊天的内容多半是"这次考多少分""你怎么不懂得好好学习"等让孩子感觉压力比较大的话题。在这种情况下，孩子自然就没有了吃饭的欲望。而且时间一久，孩子就会将"吃饭"和"挨批评"联系在一起，变得对吃饭比较排斥，严重时还会出现厌食。

为了逃避压抑的饭桌环境，心情糟糕的孩子匆匆吃几口就离开了。这种情形下，孩子不能像往常一样细嚼慢咽，甚至连口汤都不喝，肯定会影响消化吸收。有时候，家长训斥孩子太过严厉，直接就将孩子教训哭了。孩子一边抽泣一边吃饭，容易将小骨头、鱼刺等卡在喉咙里。

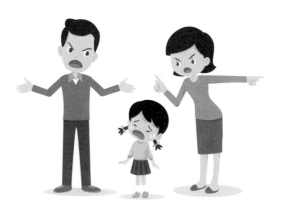

为什么喜欢宅在家的孩子更容易积食？

孩子长时间在家里宅着，脾胃功能就会受到很大影响。久坐不动，加上窝在沙发里看电视、玩手机的姿势，会使胃部受到压迫，不利于消化，容易引起消化不良、积食。孩子身体稚嫩，容易受到损伤，长期保持一个姿势很容易造成颈椎劳损，引起头晕、背痛、手麻等颈椎病症状。此外，长时间宅在家里，接触的新鲜空气、阳光都不够，也不利于孩子的生长发育。

家长要鼓励孩子多与大自然接触，在周末时应带孩子到郊外转一转，呼吸新鲜空气，不要总是想着让孩子上各种兴趣班。与大自然接触，对孩子来说也是一种熏陶。家长要带孩子到野外走一走、玩一玩，让孩子了解大自然、热爱大自然，多呼吸新鲜空气；让孩子在阳光下跑跑步、出出汗，把体内的湿邪排一下。另外，去户外游玩，还能帮孩子开阔眼界。多认识一些花鸟虫鱼，孩子的心情就会变好，见识也会越来越广，有益身心发展。

积食的孩子可以用山楂当零食吗？

山楂又名山里红，微酸，具有健脾开胃、消食化滞的功效。当孩子积食时，用山楂来消食祛积是不错的选择。平常日子里，家长也可以为孩子做些含有山楂的食物当作小零食。不过山楂吃得对症可以消食化滞，吃得不对也可能伤胃，家长在制作山楂食物

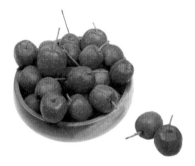

时，要仔细对待。山楂的功效在于治疗脾胃津液不足引起的积食，家长在给孩子食用前，要对孩子积食的原因有一个辨别，如果孩子是胃酸过多引起的消化不良，则不宜吃山楂。

选购山楂也有讲究。每年8～10月，是山楂成熟的时期，家长不妨买一些回家。新鲜的山楂颜色亮红且肉质紧实，放在手里有坠手感。如果山楂颜色深红，捏起来很软，就表明山楂被采摘下来的时间较长，不宜购买。要是还想买一些干山楂片，要挑选皮色红艳、肉色嫩黄的。抓起来捏紧，松手后立即会散开的干山楂片，可以放心购买。

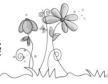

孩子积食吃鸡内金有用吗?

孩子积食吃鸡内金有一定的帮助。

孩子积食是指孩子的消化道中积聚过多的食物，出现消化不良的情况。鸡内金是一种中药材，含有多种活性成分，具有增加消化液分泌、促进肠道蠕动等作用。

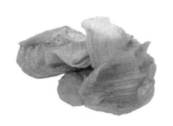

需要注意的是，鸡内金虽然有一定的帮助，但并不是所有孩子积食时都适合食用鸡内金。首先，鸡内金应在医生的指导下使用。其次，孩子积食的原因多种多样，如饮食习惯不佳、消化系统出现问题等，因此应综合考虑多个因素来确定治疗方案。最后，鸡内金虽然有促进消化的作用，但也可能引起过敏或其他不良反应，应在使用过程中密切观察孩子的反应。

总之，鸡内金对孩子积食有一定的帮助，但需要在医生指导下，并结合孩子的具体情况来确定是否使用、如何使用。

附录 有效缓解积食的食谱

红豆山药羹

材料：水发红豆150克，山药200克，白糖、水淀粉适量。

做法：1. 去皮的山药切成条，再切成丁，备用。

2. 锅中注入适量清水，倒入水发红豆，用大火煮开后转小火煮40分钟，放入山药丁，用小火煮至食材熟透。

3. 揭盖，加入白糖、水淀粉，拌匀，关火后盛出煮好的山药羹，装入碗中即可。

猕猴桃薏米粥

材料：水发薏米220克，猕猴桃40克，冰糖适量。

做法：1. 猕猴桃去皮，切成片，再切成碎，备用。

2. 锅中注水烧开，倒入水发薏米，拌匀，盖上锅盖，煮开后用小火煮至薏米熟软，揭盖，倒入猕猴桃碎。

3. 加入少许冰糖，拌匀，煮至冰糖完全融化，关火后盛出煮好的粥，装入碗中即可。

小米南瓜粥

材料：小米80克，南瓜250克。

做法：1. 南瓜去皮，切成小块。

2. 锅中注水烧开，倒入小米，拌匀，盖上锅盖，煮开后用小火煮30分钟。

3. 加入南瓜，拌匀，再煮 30 分钟。

4. 关火后盛出煮好的粥，装入碗中即可。

黑米莲子糕

材料：水发黑米100克，水发糯米50克，莲子适量，白砂糖20克。

做法：1. 将水发黑米、水发糯米、白糖倒入碗中，拌匀。

2. 将拌好的食材倒入模具中，再摆上莲子，将剩余的食材依次倒进模具中备用。

3. 锅中注水烧开上气，放入食材，蒸 30 分钟，将米糕取出即可。

清蒸草鱼段

材料：草鱼370克，姜丝、葱丝、彩椒丝、蒸鱼豉油少许。

做法：1. 草鱼由背部切一刀，放在蒸盘中。

2. 蒸锅上火烧开，放入蒸盘，盖上盖，用中火蒸至草鱼熟透。

3. 揭盖，取出蒸盘，撒上姜丝、葱丝、彩椒丝，淋上蒸鱼豉油即可。

芡实核桃糊

材料：红枣15克，芡实150克，核桃仁35克，白糖适量。

做法：1. 红枣对半切开，去核。

2. 取豆浆机，倒入备好的红枣、芡实、核桃仁，注入适量清水，加入少许白糖，盖上盖，选择"米糊"功能，打成糊，倒入碗中即可。

牛奶荞麦粥

材料：水发荞麦160克，牛奶200毫升，覆盆子少许。

做法：1. 锅中注入适量清水烧热，倒入洗好的荞麦，盖上盖，烧开后用小火煮至荞麦熟透。

2. 揭盖，倒入牛奶，用中火煮5分钟。

3. 盛出煮好的粥，放入覆盆子即可。

燕麦黄豆黑芝麻糊

材料：配方奶粉15克，燕麦、黄豆各20克，黑芝麻10克，白糖适量。

做法：1. 燕麦、黄豆、黑芝麻磨成粉。

2. 锅中注入适量清水烧热，倒入燕麦、黄豆、黑芝麻，拌匀，关火后倒入配方奶粉，边倒边搅拌，加入少许白糖，搅拌至配方奶粉完全融化。

3. 将煮好的芝麻糊盛出，装入碗中即可。

胡萝卜青豆炒玉米

材料：胡萝卜150克，玉米粒120克，红椒50克，青豆60克，盐、鸡
　　　粉、料酒、食用油适量。

做法：1. 洗净去皮的胡萝卜切片；红椒去籽切块。

　　　2. 用油起锅，放入红椒爆香，倒入胡萝卜、玉米粒、青豆，快速
　　　炒匀，淋入少许料酒，炒匀调味，翻炒至食材将熟。

　　　3. 加入少许盐、鸡粉，炒匀调味，用中火翻炒至食材熟透即可。

苦瓜黄豆排骨汤

材料：苦瓜200克，水发黄豆120克，排骨300克，姜片5克，盐2克，鸡
　　　粉2克，料酒20毫升。

做法：1. 洗好的苦瓜对半切开，去籽，切成段；锅中倒入适量清水烧
　　　开，倒入排骨，淋入适量料酒，煮沸，汆水，捞出汆煮好的排
　　　骨，沥水。

　　　2. 锅中注入适量清水，放入水发黄豆，盖上盖煮至沸腾；揭盖，
　　　倒入汆过水的排骨，放入姜片，淋入少许料酒提鲜；盖上盖，用
　　　小火煮至排骨酥软，揭盖，放入切好的苦瓜，再盖上盖，用小火
　　　煮 15 分钟；揭盖，加入适量盐、鸡粉，拌匀，再煮 1 分钟，使
　　　全部食材入味。

　　　3. 关火后盛出煮好的汤料，装入汤碗中即可。

清凉绿豆沙

材料：绿豆65克。

做法：1. 碗中注入适量清水，放入绿豆，浸泡约2小时。

2. 锅中注入适量清水烧开，倒入绿豆，小火煮至绿豆熟软，捞出绿豆皮。

3. 关火后盛出煮好的绿豆沙，装入杯中即可。

豆腐海带汤

材料：豆腐块180克，海带结150克，姜丝少许，盐、鸡粉各2克，食用油适量。

做法：1. 油锅烧热，倒入豆腐稍炸，注入适量清水煮开。

2. 倒入海带结、姜丝，大火煮沸后转小火煮15分钟。

3. 加入盐、鸡粉调味，盛出即可。

山药炒黑木耳

材料：水发木耳80克，去皮山药200克，圆椒40克，彩椒40克，姜片、葱段少许，盐、鸡粉各2克，蚝油3克，食用油适量。

做法：1. 圆椒、彩椒切开，去籽，切成块；洗净去皮的山药对半切开，再切成片。

2. 锅中注入适量清水大火烧开，倒入山药片、水发木耳、圆椒、彩椒，拌匀，煮至断生，将食材捞出，沥水。

3. 用油起锅，倒入姜片、葱段，爆香，倒入蚝油，再放入煮好的食材，加入盐、鸡粉，翻炒至入味，装入盘中即可。

土豆肉丸

材料：鸡肉400克，土豆150克，红椒30克，盐3克，淀粉10克，食用油适量。

做法：1. 土豆去皮，切块；红椒切块。

2. 鸡肉剁成泥，装碗，倒入盐、淀粉拌匀，腌制10分钟，捏成肉丸。

3. 油锅烧热，放入红椒爆香，加适量清水烧开，倒入肉丸、土豆。

4. 盖上盖子，用小火煮20分钟，加盐调味，收汁，盛出即可。

包菜冬瓜核桃仁

材料：包菜100克，冬瓜100克，核桃仁60克，盐、食用油少许。

做法：1. 包菜洗净切丝；冬瓜切片。

2. 锅中注水烧开，放少许盐、食用油，放入包菜、冬瓜，煮熟，捞出装盘。

3. 油锅烧热，放入核桃仁炸香，放在蔬菜盘中即可。

西蓝花炒虾仁

材料：西蓝花150克，虾仁100克，姜片、蒜末少许，盐3克，鸡粉2克，料酒4毫升，水淀粉适量，食用油适量。

做法：1. 西蓝花洗净，切小块，放入开水中煮1分钟，捞出沥干；虾仁加盐、水淀粉、食用油腌制约10分钟。

2. 用油起锅，放入姜片、蒜末爆香，倒入虾仁，淋料酒，翻炒至虾身弯曲、变色，再倒入西蓝花，快速炒至全部食材熟软。

3. 加入盐、鸡粉炒匀，倒入水淀粉勾芡，盛出即可。

玉米笋炒荷兰豆

原料：玉米笋150克，荷兰豆100克，胡萝卜80克，姜末、蒜末少许，盐、料酒、水淀粉、食用油适量。

做法：1. 胡萝卜切成条，备用。

2. 用油起锅，放入姜末、蒜末爆香，倒入玉米笋、荷兰豆、胡萝卜炒熟。

3. 加入盐、料酒，炒匀调味，倒入少许水淀粉，翻炒均匀即可。

胡萝卜冬瓜炒木耳

材料：胡萝卜100克，水发木耳70克，葱段、蒜末少许，盐3克，鸡粉4克，蚝油10克，料酒5毫升，水淀粉7毫升，食用油适量。

做法：1. 木耳切小块；胡萝卜切片。

2. 锅中注入适量清水烧开，倒入水发木耳、胡萝卜煮至断生，捞出。

3. 用油起锅，放入蒜末爆香，倒入木耳和胡萝卜，快速炒匀，放入料酒、蚝油、盐、鸡粉、水淀粉、葱段，翻炒至食材熟透即可。

焦米南瓜苹果粥

材料：大米140克，南瓜140克，苹果125克。

做法：1. 将去皮南瓜、苹果切小块。

2. 锅置火上，倒入备好的大米，炒出香味，转小火再炒约4分钟，至米粒呈焦黄色，关火后盛出。

3. 砂锅中注水烧热，倒入大米，烧开后用小火煮约35分钟，倒入南瓜块、苹果块，用中小火继续煮约15分钟，盛出即可。

山楂藕片

材料：莲藕150克，山楂95克，冰糖30克。

做法：1. 莲藕切成片；山楂切开，去核，再切成小块，备用。

2. 锅中注入适量清水，用大火烧开，放入莲藕、山楂，盖上盖，煮沸后用小火炖煮约15分钟，至食材熟透。

3. 倒入冰糖，快速拌匀，用大火略煮片刻，关火后盛出煮好的汤料，装入汤碗中即可。

西葫芦牛肉饼

材料：西葫芦350克，牛肉100克，面粉120克，蛋黄、盐少许，生抽、芝麻油2毫升，鸡粉1克，生粉5克。

做法：1. 面粉装入碗中，放入蛋黄，加少许清水，搅成面糊，备用。

2. 西葫芦切厚片，用工具将西葫芦中的籽掏出。

3. 取一个干净的盘子，撒上适量生粉，放入西葫芦块，再撒上适量生粉。

4. 牛肉切碎，剁成肉末，装入碗中，放入少许生抽、盐、鸡粉、生粉、芝麻油，抓匀至入味，取适量肉末，逐一塞入西葫芦块中。

5. 热锅注油，烧至五成热，将裹上面糊的西葫芦放入油锅，拌匀，用小火炸熟，装盘即可。

鳕鱼茄子

材料：鳕鱼270克，茄子100克，蒜末、葱花少许，盐2克，生抽4毫升，料酒6毫升，生粉5克，西红柿酱、食用油适量。

做法：1. 茄子去皮，切条；鳕鱼切小块。

2. 煎锅置于火上，倒入食用油，将裹着生粉的鳕鱼块放入油锅中，煎至焦黄色，盛出；再放入茄子炸熟，捞出。

3. 用油起锅，放入蒜末、西红柿酱，炒匀。

4. 加入清水、盐、生抽、鳕鱼块、茄子条、料酒，煮至入味。

5. 盛出装盘，撒上葱花即可。

鸡蛋胡萝卜泥

材料：胡萝卜100克，豆腐120克，鸡蛋1个，盐少许，食用油适量。

做法：1. 将胡萝卜切丁，放入盘中，再放进烧开的蒸锅中，盖上盖，用中火蒸10分钟。

2. 揭盖，放入豆腐，再盖上盖，继续用中火蒸至熟透。

3. 把蒸好的胡萝卜丁和豆腐取出，用刀压碎，剁成泥；鸡蛋打入碗中，用筷子打散调匀。

4. 用油起锅，倒入胡萝卜泥、豆腐泥，拌匀，调入少许盐，炒匀，再倒入备好的蛋液，炒匀，盛出装盘即可。

西红柿黄瓜汁

材料：西红柿60克，黄瓜80克。

做法：1. 黄瓜去皮，切片；西红柿切开。

2. 取榨汁机，选择搅拌刀座组合，倒入黄瓜、西红柿，注入少许纯净水，盖上盖，选择"榨汁"功能，榨取果汁，倒入杯中即可。

白萝卜肉丝汤

材料：白萝卜150克，瘦肉90克，姜丝、葱花少许，盐2克，鸡粉2克，水淀粉、食用油适量。

做法：1. 去皮的白萝卜切丝；瘦肉切丝，装入碗中，加入少许盐、鸡粉、水淀粉、食用油，腌制10分钟至入味。

2. 用油起锅，放入姜丝爆香，放入白萝卜丝，翻炒均匀；倒入适量清水，加入盐、鸡粉，煮沸后用中火煮熟。

3. 揭盖，放入肉丝，搅散，煮至食材熟透，盛出撒入葱花即可。

牛肉海带碎米糊

材料：牛肉45克，上海青60克，海带70克，大米65克，盐2克。

做法：1. 上海青、海带切成粒；牛肉切片，剁碎，再切成肉末；大米磨成米粉。

2. 锅中注水烧热，倒入磨好的米粉，拌匀。

3. 倒入海带粒、牛肉末，拌匀，煮熟，用中火煮干水分，制成米糊。

4. 调入少许盐，再撒上上海青粒即可。

肉末木耳

原料：肉末70克，水发木耳35克，胡萝卜40克，盐少许，生抽、高汤、食用油适量。

做法：1. 胡萝卜切片，改切成丝，再切成粒；水发木耳切丝，改切成粒。

2. 用油起锅，倒入肉末，搅散，炒至变色，淋入少许生抽，炒香，倒入胡萝卜粒，炒匀。

3. 放入木耳，炒香，倒入适量高汤，拌匀，加入适量盐，将锅中食材炒至入味。

4. 把炒好的材料盛出，装入碗中即可。

香菇西蓝花

材料：香菇50克，西蓝花150克，盐3克，鸡精2克，蒜蓉、胡椒粉、食用油适量。

做法：1. 香菇切块；西蓝花去根，切朵。

2. 锅中倒入清水烧开，调入少许盐，大火烧沸后，放入香菇块和西蓝花朵，焯后捞出沥干水分。

3. 用油起锅，爆香蒜蓉，倒入香菇块和西蓝花朵，调入盐、鸡精、胡椒粉，炒匀，盛出即可。

水果沙拉

材料：葡萄80克，去皮苹果150克，圣女果40克，酸奶50克。

做法：1. 圣女果对半切开；苹果切开去籽，切成丁。

2. 取一盘，摆放上葡萄、苹果、圣女果，浇上酸奶即可。

橙子南瓜羹

材料：南瓜200克，橙子120克，冰糖适量。

做法：1.去皮的南瓜切成片；橙子取果肉，再剁碎。

2.蒸锅上火烧开，放入南瓜片，盖上盖，用中火蒸至南瓜片软烂，揭盖，取出南瓜片，放凉，捣成泥状。

3.锅中注入适量清水烧开，倒入适量冰糖，倒入南瓜泥，快速搅散，倒入橙子肉拌匀，用大火煮1分钟，撇去浮沫，关火后盛出装碗即可。

香蕉草莓沙拉

材料：香蕉1根，草莓10个，猕猴桃1个，橘子1个，沙拉1包。

做法：1.香蕉、猕猴桃去皮，切片；橘子去皮，分瓣。

2.取一盘，摆放上香蕉片、草莓、猕猴桃片、橘子瓣，浇上沙拉即可。

橘子柠檬水

材料：橘子、柠檬各1个。

做法：1.橘子、柠檬切片。

2.杯中放入凉开水或矿泉水，放入橘子片、柠檬片浸泡片刻即可。

葡萄桑葚蓝莓汁

材料：葡萄100克，桑葚30克，蓝莓30克，柠檬汁少许，蜂蜜20克。

做法：1. 将葡萄、桑葚、蓝莓洗净备用。

2. 备好榨汁机，倒入葡萄、桑葚、蓝莓，挤入柠檬汁，倒入少许清水，盖上盖，榨取果汁。

3. 将榨好的果汁倒入杯中，再淋上备好的蜂蜜即可。

菠萝饭

原料：米饭150克，虾仁100克，青豆50克，菠萝半个，西红柿30克，葱段少许，盐3克，鸡粉2克，食用油适量。

做法：1. 取菠萝肉，切丁，留菠萝盏待用；西红柿切块。

2. 锅中加入清水、青豆、盐、食用油，拌匀，煮至断生后捞出。

3. 热锅注油，放入虾仁，滑油至变色，捞出。

4. 锅底留油烧热，放入米饭，炒松散，倒入青豆，炒匀，加入西红柿、菠萝丁、盐、鸡粉、虾仁、葱段，炒出香味，盛出炒好的米饭，装菠萝盏中即成。

椰子香蕉奶昔

材料：椰子肉80克，香蕉80克，牛奶80毫升，酸奶100毫升。

做法：1. 椰子肉切小块；香蕉去皮，切片。

2. 将椰子肉和香蕉片倒入榨汁机中，加入牛奶、酸奶，盖上盖，榨成奶昔。

3. 将奶昔倒入杯中即可。

木瓜汁

材料：木瓜半个。

做法：1. 木瓜去皮，切成块。

2. 将木瓜倒入榨汁机中，加入凉开水，榨成果汁。

3. 将果汁倒入杯中即可。

板栗桂圆粥

材料：板栗肉50克，桂圆肉15克，大米250克。

做法：1. 锅中注入适量清水，用大火烧热，倒入备好的板栗肉、大米、桂圆肉，搅匀。

2. 盖上锅盖，煮开后转小火煮至食材熟透。

3. 揭开锅盖，拌匀，关火后将煮好的粥盛入碗中即可。

山楂果茶

材料：胡萝卜120克，鲜山楂90克，冰糖15克。

做法：1. 胡萝卜切块，改切成条，再切成块；山楂切开，去除果蒂和果核，改切成块。

2. 取榨汁机，选择搅拌刀座组合，倒入切好的食材，注入适量矿泉水，盖好盖，榨出蔬果汁。

3. 锅置火上，倒入榨好的蔬果汁，用大火煮片刻，再放入适量冰糖，拌匀，装入杯中即成。

红枣小米粥

材料：水发小米100克，红枣100克。

做法：1. 锅中注入适量清水烧热，倒入红枣，盖上盖，用中火煮至其变
软后捞出放在盘中，放凉待用。

2. 将晾凉后的红枣切开，取果肉切碎。

3. 锅中注入适量清水烧开，倒入备好的水发小米，盖上盖，烧开
后用小火煮至米粒变软，倒入切碎的红枣，搅散、拌匀，略煮片刻，
关火后盛出煮好的粥，装在碗中即可。

莲子芡实饭

材料：水发大米250克，水发莲子50克，水发芡实40克。

做法：1. 锅置于火上，倒入备好的水发大米、水发莲子、水发芡实，注
入适量清水拌匀。

2. 盖上盖，用小火焖至食材熟透。

3. 关火后揭盖，盛出焖煮好的莲子芡实饭，装入碗中即可。

核桃蒸蛋羹

材料：鸡蛋2个，核桃仁3个，红糖15克。

做法：1. 备一个玻璃碗，倒入温水，放入红糖，搅拌。

2. 备一个空碗，打入鸡蛋，打散至起泡，倒入红糖水，拌匀。

3. 蒸锅中注水烧开，揭盖，放入处理好的蛋液，盖上盖，用中火
蒸8分钟，揭盖，取出蒸好的蛋羹，撒上打碎的核桃仁即可。

鸡内金山楂煮瘦肉

材料: 猪瘦肉240克，鸡内金、陈皮、干山楂、桂圆肉、姜片少许，
盐、鸡粉各2克，料酒5毫升。

做法: 1. 猪瘦肉切块。

2. 锅中注水烧开，倒入猪瘦肉拌匀，汆水，捞出沥水装盘。

3. 锅中注水烧热，倒入备好的桂圆肉、姜片、鸡内金、陈皮、干
山楂，用大火煮沸，倒入汆过水的猪瘦肉，淋入少许料酒，盖上盖，
烧开后用小火煮至食材熟透。

4. 揭盖，加入适量盐、鸡粉，拌匀，煮至食材入味，盛出即可。

猪血山药汤

材料: 猪血270克，山药70克，葱花、胡椒粉少许，盐2克。

做法: 1. 去皮的山药用斜刀切段，改切厚片；洗好的猪血切开，改切
小块。

2. 锅中注入适量清水烧热，倒入猪血块，拌匀，汆去污渍，捞出
猪血块，沥干水分。

3. 另起锅，注入适量清水烧开，倒入猪血块、山药片；盖上盖，
烧开后用中小火煮至食材熟透，揭开盖，加入少许盐拌匀。

4. 取一个汤碗，撒入少许胡椒粉，盛入锅中的汤料，点缀上葱花
即可。

胡萝卜烩牛肉

材料：牛肉135克，胡萝卜180克，口蘑100克，植物油5克，姜片、蒜末、葱段少许，盐3克，料酒3毫升，生抽4毫升，水淀粉适量。

做法：1. 胡萝卜去皮切片；口蘑切片；牛肉洗净切块，放生抽、盐、水淀粉、植物油腌至入味。

2. 油锅烧至四成热，倒入牛肉块至变色后捞出；用油起锅，放入姜片、蒜末、葱段爆香，倒入胡萝卜片、口蘑片翻炒。

3. 注入适量清水，翻炒至食材熟软，放入牛肉块，煮30分钟，加料酒、生抽、盐调味即成。

橙香羊肉

原料：羊肉500克，蒸肉粉50克，橙子盏6个，姜末、葱花少许，盐、鸡粉、老抽、料酒适量。

做法：1. 羊肉切片。

2. 锅中加清水烧开，将橙子盏放入锅中拌匀，煮沸后捞出。

3. 羊肉片加盐、鸡粉、老抽、料酒拌匀，加入姜末拌匀，放入蒸肉粉拌匀，将拌好的羊肉片倒入盘中，铺平。

4. 转至蒸锅，加盖，以中火蒸20分钟，揭盖，取出蒸好的羊肉片，将羊肉片装入橙子盏中，撒上葱花即可。

柠檬虾

材料：鲜虾200克，柠檬1个，香葱2根，红柿子椒、大蒜、生姜各10
克，盐、酱油、食用油、生姜适量。

做法：1. 鲜虾清洗干净。

2. 把红柿子椒切成块；大蒜、生姜剁成蓉；香葱切成葱花。

3. 锅中倒入适量水烧开，把鲜虾下锅烫熟，捞起。

4. 把捞起的虾摆盘，围成一个圆。

5. 油锅烧热，把姜蓉、蒜蓉下锅爆香，倒入酱油、盐，撒上红柿
子椒块，翻炒均匀出锅，把葱花装小碟，把锅里的食材一起倒入
小碟，用余温把葱花烫软，挤入柠檬汁拌匀即可。

粉蒸鸭肉

材料：鸭肉350克，蒸肉米粉50克，水发香菇110克，葱花、姜末少
许，盐1克，甜面酱30克，五香粉5克，料酒5毫升。

做法：1. 取一个蒸碗，放入鸭肉，加入盐、五香粉，加入少许料酒、甜
面酱，倒入水发香菇、葱花、姜末，拌匀，倒入蒸肉米粉，搅拌
片刻。

2. 取一个碗，放入鸭肉，蒸锅上火烧开，放入鸭肉，盖上锅盖，
大火蒸至熟透，揭开锅盖，将鸭肉取出，将鸭肉扣在盘中即可。

苦瓜炒鸡蛋

材料： 苦瓜200克，鸡蛋3个，葱花少许，盐3克，鸡粉3克，水淀粉5毫升，食用油适量。

做法： 1. 苦瓜去瓤，切成片，焯水后捞出；鸡蛋打入碗中，放入少许盐、鸡粉，打散调匀。

2. 炒锅注油烧热，倒入蛋液炒熟，盛出。

3. 锅底留油，将苦瓜翻炒片刻，放入盐、鸡粉调味，倒入炒好的鸡蛋略炒。

4. 加入葱花炒匀，淋入适量水淀粉快速翻炒均匀，关火后盛出即可。

清蒸鲤鱼

材料： 鲤鱼500克，姜片10克，葱丝10克，盐3克，胡椒粉1克，蒸鱼豉油8毫升，食用油适量。

做法： 1. 处理干净的鲤鱼切下头尾，在鲤鱼上均匀地抹盐，再抹上胡椒粉，将鱼头竖立在盘子一端，摆好鱼身和鱼尾，并均匀放上姜片。

2. 备好已注水烧开的蒸锅，放入鲤鱼，加盖，蒸至鲤鱼熟透；揭盖，取出蒸好的鲤鱼，取走姜片，将蒸出的汤水倒掉，放上葱丝。

3. 锅置火上，倒入食用油，烧至八成热，将热油浇在鲤鱼上，淋上蒸鱼豉油即可。

杧果鸡肉块

材料：杧果1个，鸡肉块200克，熟腰果50克，盐3克，鸡粉2克，芝麻油、食用油适量。

做法：1. 杧果去皮、去核，切小块。

2. 用油起锅，倒入鸡肉块炒至变色，加适量清水，倒入盐、鸡粉拌匀，焖煮3分钟。

3. 倒入杧果、熟腰果拌匀，淋入少许芝麻油，大火收汁，盛出即可。

鲫鱼姜汤

材料：鲫鱼250克，生姜30克，橘皮10克，胡椒、葱末、盐适量。

做法：1. 鲫鱼去鳞、鳃和内脏，洗净；生姜切片，与橘皮、胡椒一起用纱布包好，塞入鱼腹。

2. 锅内加适量水，放入处理好的鲫鱼，小火炖熟，加盐、葱末调味即可。

莲子猪心汤

材料：莲子60克，红枣15克，猪心1个，盐适量。

做法：1. 将猪心洗净，放入锅中煮熟捞出，用清水洗净，切成片。

2. 将莲子、红枣洗净，泡发备用。

3. 锅上火，加水适量，将莲子、红枣、猪心片下入锅中，煮1小时，加盐调味即可。

核桃乌鸡粥

材料：乌鸡肉200克，核桃100克，大米80克，姜末5克，高汤150克，
盐3克，葱花4克。

做法：1. 核桃去壳，取肉；大米淘净；乌鸡肉洗净，切块。

2. 油锅烧热，爆香姜末，下入乌鸡肉过油，倒入高汤，放入大米
烧沸，下核桃，熬煮 30 分钟。

3. 调入盐调味，撒上葱花即可。

百合莲藕炖梨

材料：鲜百合200克，梨2个，莲藕250克。

做法：1. 将鲜百合洗净，撕成小片；莲藕洗净去节，切成小块；梨削皮
切块。

2. 把梨与白莲藕放入清水中煲 2 小时，再加入鲜百合片，煮约
10 分钟即可。

菠萝银耳红枣甜汤

材料：菠萝125克，水发银耳20克，红枣8颗，白糖10克。

做法：1. 菠萝去皮，洗净，切块；水发银耳洗净，摘成小朵；红枣洗
净，备用。

2. 汤锅上火倒入水，下入菠萝、水发银耳、红枣煲熟，加入白糖
搅匀即可。

山楂饼

材料：山楂15克，鸡内金7克，山药粉、小麦粉各70克。

做法：1. 将山楂和鸡内金研成细末。

2. 与山药粉、小麦粉加水，做成麦团，捏成饼，放到油锅里煎至两面金黄时即成。

3. 每日1～2次。

茯苓糙米鸡

材料：鸡半只，茯苓、淮山、松子各10克，红枣5个，糙米30克，葱花5克。

做法：1. 鸡洗净，氽烫去血水。

2. 烧开水，再放入鸡、茯苓、淮山、松子、红枣、糙米，大火煮5分钟转小火慢炖约30分钟即关火，食用前撒入松子、葱花即可。

羊肉草果豌豆粥

材料：羊肉100克，草果15克，豌豆50克，大米80克，盐3克，味精2克，生姜汁5克，香菜适量。

做法：1. 草果、豌豆洗净；羊肉洗净，切片；大米淘净，泡好。

2. 大米放入锅中，加适量清水，大火煮开，下入羊肉、草果、豌豆，转小火熬煮。

3. 将粥熬出香味，加盐、味精、生姜汁调味，撒上香菜即可。